KB004107

THE **ANATOMY**OF **MARTIAL ARTS**

[무술 아나토미]

2013

THE ANATOMY OF MARTIAL ARTS: An Illustrated Guide to
the Muscles Used for Each Strike, Kick, and Throw
by Lily Chou and Dr. Norman Link

Copyright ⓒ by 2011 by Lily Chou & Dr. Norman Link
All Rights Reserved.
Published by arrangement with Ulysses Press,
P.O. Box 3440, Berkeley, CA 94703, USA

Korean translation copyright ⓒ 2013 by Prunsol Publishing Company.

이 책의 한국어판 저작권은 대니홍 에이전시를 통한 저작권사와의 독점 계약으로 "푸른솔"에 있습니다.
신저작권법에 의해 한국 내에서 보호를 받는 저작물이므로 무단전재와 복제를 금합니다.

THE **ANATOMY** OF **MARTIAL ARTS** [무술 아나토미]

2013년 2월 15일 초판 인쇄
2013년 2월 25일 초판 발행

저자 / 노먼 링크·릴리 쵸우
역자 / 오재근·조현철·김형돈·이재봉·최세환

발행자 / 박흥주
영업부 / 장상진
관리부 / 이수경
발행처 / 도서출판 푸른솔
편집부 / 715-2493
영업부 / 704-2571~2
팩스 / 3273-4649
디자인 / 이근산
일러스트 / 수만 카스투리아(Suman Kasturia)
주소 / 서울시 마포구 도화동 251-1 근신빌딩 별관 302
등록번호 / 제 1-825

값 / 19,000원

ISBN 978-89-93596-37-3 (93510)

THE ANATOMY OF MARTIAL ARTS
[무술 아나토미]

해부학적으로 쉽게 배우는 무술

노먼 링크·릴리 쵸우 지음

오재근·조현철·김형돈·이재봉·최세환 옮김

푸른솔

CONTENTS

PART 1

개관 OVERVIEW

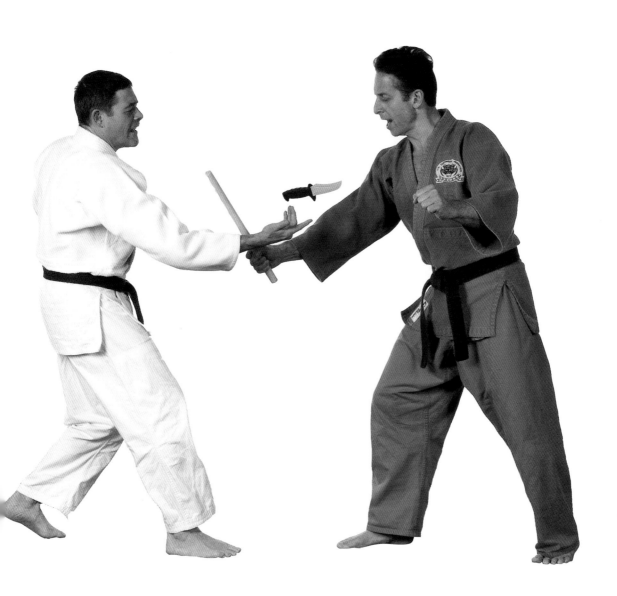

서문

『무술 아나토미(The Anatomy of Martial Arts)』는 다양한 무술에서 주요 동작인 차기, 치기, 메치기 등에 사용되는 근육을 인체 해부 그림으로 설명하고 이러한 근육을 효율적으로 강화하는 운동을 소개하는 책이다. 두 저자의 경력을 합치면 공식적인 무술 수련 기간이 60년에 달하지만 배움이란 면에서는 그저 걸음마를 뗀 것에 불과하다. 이는 겸손하려고 하는 말이 아니라 순전히 사실이다. 당신이 어떤 무술을 선택해서 수련을 하든지 몸은 변화한다. 다행히도 신체는 그 무술이 요구하는 기술을 따라가도록 만들어져 있으며, 시간이 흐르면서 꾸준히 향상될 것이다. 그러나 오랜 기간에 걸쳐 무술 수련을 살펴보면, 신체의 노화는 불가피하고 육체적인 능력은 서서히 쇠퇴한다. 요컨대 우리가 아는 기술을 계속 변화하는 뼈와 근육에 적응시키도록 하는 데 점점 더 많은 시간을 쓰게 된다는 것이다.

이 책에서 우리는 가능한 한 다양한 무술에서 50가지 기술을 보여주는 것으로 제한했다. 그래서 크게 치기와 막기(hand strike and block, 격파 포함), 차기(kick), 메치기(throw), 누워 거는 기술(groundwork), 구르기와 낙법(roll and fall), 그리고 무기 사용 기술(weapon)로 나누어 일련의 기술을 소개한다. 무술을 시작하는 수련생도 이 책이 흥미로울 수 있지만, 이 책은 중급 및 상급 무술 수련자에게 가장 유용할 것이다.

대부분의 무술 서적과 달리, 이 책은 독자가 소개되는 기술들에 이미 능숙하다고 가정한다. 우리는 기술을 가르치는 것이 아니라, 수행하는 기술에 요구되는 주요 근육군을 부각시켜 설명한다. 또한 그러한 근육을 강화하고 신장시키는 방법을 제시하여 기술을 향상시킨다. 앞차기와 같은 기본 동작조차 무술의 종류에 따라 다양한 방법으로 가르칠 수 있기 때문에, 우리는 신체의 기본 구조, 특히 근육조직과 운동 사슬(kinetic chain)을 강조함으로써 각각의 기술이 근거로 하는 기반이 다시 논의되는 장이 열리기를 기대한다.

당신이 이 책에서 부각시킨 근육이 정확하지 않거나 완전하지 않다고 판단할지라도, 적어도 우리는 당신으로 하여금 각각의 기술이 근거로 하는 기반에 대해 생각해보게 한다는 일차 목표는 달성한 셈이다. 당신의 동작에서 어느 근육이 사용되는지를 검토해봄으로써 당신이 훈련을 증강시켜 실제로 기술을 촉진하는 파워와 동작을 향상시킬 수 있기를 기대한다.

해부학과 무술

우리가 하는 모든 동작은 그것이 앉기, 서기, 달리기 혹은 차기든 인체의 206개 뼈를 움직이는 250개 골격근(또는 수의근)의 정교한 조화를 요한다. 이들 뼈는 다음과 같이 배치되어 있다.

머리와 목에 29개
2개의 쇄골, 즉 빗장뼈(인체에서 가장 흔히 골절되는 뼈)
2개의 견갑골, 즉 어깨뼈

척추, 즉 적주에 26개
24개의 늑골
1개의 흉골

골반에 2개
팔(각 3개)과 손(각 27개)에 60개
다리(각 4개)와 발(각 26개)에 60개

요컨대 각각의 근육군은 특정한 기능들을 가지고 흔히 대립하는 근육 또는 근육군과 짝을 이룬다. 예를 들어 상완이두근은 팔꿈치에서 팔을 구부리는 기능을 하는 반면, 상완삼두근은 팔을 펴는 기능을 한다. 상완이두근을 수축시키면 팔이 구부러지며,

동시에 상완삼두근이 이완되어야 한다. 이렇게 반대되는 근육의 작용이 와해되면 움직임에 영향을 미칠 수 있다(예를 들어 상완이두근이 긴장되어 있는 경우에는 팔을 완전히 펴지 못할 것이다). 근육군과 그 기능을 색깔로 구분한 그림이 이 책의 끝에 나와 있다. 또한 주요 근육과 그 작용을 나열한 차트도 부록에 있다.

『무술 아나토미』는 머리를 보호해야 한다고 인정하는 경우(후방낙법에서 턱 당기기처럼)를 제외하고는 대체로 머리에 있는 29개 뼈를 무시한다. 나머지 177개 뼈와 그들 뼈에 작용하는 근육의 움직임으로 인해 무술의 수련이 그토록 흥미로우면서도 어려운 것이다. 정확한 무술 수련은 그저 일련의 동작이 아니라 동작들의 진정한 조화이다. 이렇기 때문에 특정한 기술에 관여하는 근육을 식별하기가 어렵다. 바로 지르기와 같은 단순해 보이는 기술에서조차 무술 수련자는 특정한 연속동작을 특정한 순서와 특정한 타이밍으로 수행해야 한다.

기술의 각 단계에 관여하는 모든 근육을 설명하는 것은 이 책의 범위를 벗어난다. 대신 이 책은 주요 근육과 그들이 작용하는 운동 사슬군을 강조한다. 이렇게 하는 것이 당신이 다양한 기술을 인식하는 방식과 그러한 기술을 향상시키는 방법을 다시 생각해보는 데 도움이 될 것이다.

동작을 위한 파워의 라인: 운동 사슬

파워는 치기와 차기를 위해서뿐만 아니라 메치기, 구르기, 낙법 그리고 몸을 비틀어 상대로부터 벗어나는 동작을 위해서도 필요하다. 많은 사람이 인체의 파워 생성, 즉 근육이 협력하여 파워의 특정한 라인을 형성하는 경우와 관련하여 '운동 사슬(kinetic chain)' 이란 용어를 사용해왔다. 여러 가지 운동 사슬이 기타 서적에서 정의되고 사용되었지만, 이 책은 6가지 주요 운동 사슬을 소개한다. (물론 기타로도 많이 정의할 수 있으나, 간단하게 하기 위해 우리는 6가지로 한다.) '단순한' 무술 기술조차 놀라울 정도로 복잡해, 원하는 방향으로 파워의 흐름을 생성하기 위해 최소한 2가지의 운동 사슬이 협력하는 경우가 대부분이다.

다음에서 설명하는 6가지 운동 사슬은 각각 신체에서 서로 다른 주요 파워 추진을 담당한다. 각각의 설명에는 상대적인 유효 거리, 스피드와 힘은 물론 그러한 운동 사슬에 기초하는 기술의 예가 포함되어 있다.

- **후방 운동 사슬(Posterior Kinetic Chain):** 이러한 엉덩이의 전방 추진(때로 골반 내밀기라 함)은 중간 거리의 느리고 강한 움직임으로, 대개 다리의 추진을 몸통의 하중 또는 상체 추진에 맞춰 조정하기 위해 사용된다. 이는 아마도 이해하기 가장 어려운 운동 사슬일 것이며 흔히 기(氣) 운동과 기타 주요 파워 생성 기술에 중요한 요소이다. 그 이름은 관련 근육이 신체의 후방에 있고 다리의 햄스트링에서 줄곧 위로 등 상부의 광배근까지 이른다는 사실에서 유래한다. 이 운동 사슬은 표준형 지르기(punch) 또는 누워 거는 기술의 교각 동작(groundwork bridge)에 필수적이다.

- **다리 신전 운동 사슬(Leg Extension Kinetic Chain):** 이러한 긴 거리의 상

당히 빠르고 강한 추진은 엉덩이, 무릎 및 발목 관절에서 다리의 신전을 요한다. 이는 대개 차기 또는 신체의 들어 올리는 동작과 관련이 있다.

■ **엉덩이 회전 운동 사슬(Hip Turn Kinetic Chain):** 이러한 추진은 거리가 짧고 스피드가 느리며 힘이 아주 강력하다. 엉덩이 회전은 허리후리기(sweeping hip throw)와 같이 다리 움직임 및 몸 비틀기와 밀접히 관련되어 있다.

■ **측면 운동 사슬(Lateral Kinetic Chain):** 이러한 중간 거리의 느리고 중간 정도로 강한 추진에서는 옆차기, 일부 메치기와 많은 누워 거는 기술에서처럼 몸을 한쪽으로 비틀어야 한다.

■ **어깨 회전 운동 사슬(Shoulder Turn Kinetic Chain):** 이러한 추진은 거리가 짧고 스피드가 중간이며 힘이 강하다. 어깨 회전은 팔 움직임 그리고 정도는 덜하지만 몸 비틀기와 밀접히 관련되어 있다. 손으로 치기가 흔한 예이다.

■ **팔 신전 운동 사슬(Arm Extension Kinetic Chain):** 이러한 추진은 어깨, 팔꿈치 및 손목 관절에서 팔의 신전을 요하며 긴 거리의 아주 빠르고 중간 정도로 강한 움직임이다. 이 운동 사슬은 대개 손으로 치기나 막기 또는 몸에서 밀어 제치기와 관련이 있다.

각각의 운동 사슬에서 강하게 자리한 기반은 상대에게 힘을 효율적으로 전달하는 데 중요하다. 예를 들어 어깨가 이완되면 지르기와 같이 팔을 신전시킬 때 파워의 전달이 나쁠 것이지만, 골반대가 견고하면 차기가 보다 강하고 더 효과적일 것이다. 따라서 운동 사슬은 신체의 견고한 부위를 또는 바닥처럼 단단한 것을 미는 근육군에 의존한다.

단순한 예로 오른손 바로 지르기에서 사용되는 많은 운동 사슬을 살펴보자.

1. 왼쪽 다리를 앞으로 내딛고, 뒤쪽(오른쪽) 다리로 몸을 앞으로 내민다(후방 운동 사슬).

2. 앞쪽 다리를 경직시키고(회전축을 만들기 위해), 뒤쪽 다리 및 엉덩이를 사용해 오른쪽 엉덩이를 앞으로 비튼다(엉덩이 회전 운동 사슬).

3. 다리, 엉덩이와 몸통의 경직시킨 근육을 기반으로 사용해, 어깨를 비틀어 오른쪽 어깨를 앞으로 그리고 왼쪽 어깨를 뒤로 민다(어깨 회전 운동 사슬).

4. 현재 경직된 근육을 기반으로 사용해, 오른팔을 펴고 비틀어 지르기를 한다(팔 신전 운동 사슬). 오른쪽 주먹의 손바닥을 엎으면 전완의 두 뼈(척골과 요골)가 함께 효과적으로 비틀려 팔이 더 경직되고, 이는 타격의 힘을 표적으로 전달하는 데 보다 효율적이다.

이상은 분명 지나치게 단순화되고 불완전한 경우이지만, '단순한' 바로 지르기조차 복잡하고 잘 조화된 연속동작의 결과라는 점을 보여준다. 이렇게 동적(dynamic, 움직이는) 및 정적(static, 긴장되어 있되 움직이지는 않는) 근육의 혼합 사용으로 타이밍이 이루어지며, 따라서 이 책에서 그림으로 보여주는 다양한 기술의 설명이 아주 어려워진다. 그러나 우리는 이러한 기술을 그 구성 동작으로 분류해 그러한 동작들을 더욱 강화하는 다양한 운동과 스트레칭을 제시할 수 있게 됐다.

훨씬 더 복잡한 예로 버터플라이 킥(butterfly kick)에서 사용되는 운동 사슬을 살펴보자.

1. 선 자세에서 왼쪽으로 재빨리 돌고 발을 바깥과 뒤로 발을 디디면서, 양팔을 뻗고 몸을 내려 바닥과 평행하게 한다(어깨 회전, 엉덩이 회전, 측면 및 팔 신전 운동 사슬).

2. 왼쪽 다리를 구부리고 계속해서 몸을 내리고 돌려 탄력을 받는다.

3. 왼쪽 다리를 신전시켜 몸을 공중으로 올리면서 펴진 오른쪽 다리와 양팔이 등 뒤
   로 아치를 이루게 한다(다리 신전 운동 사슬).

4. 비행의 중간 부분에서 몸을 납작하게 펼친다(후방 운동 사슬).

5. 오른쪽 다리를 아래와 앞으로 당겨 체중을 받치면서 착지한다.

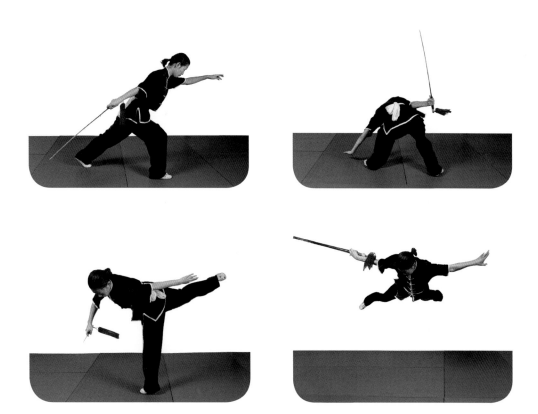

버터플라이 킥

충격과 남용의 결과

무술은 일반적으로 신체에 어느 정도의 충격(impact)을 가한다. 타격 무술에서 차기와 지르기 그리고 메치기 무술에서 낙법과 같이, 대부분의 충격은 분명하다. 충격이 초래하는 결과 가운데 가장 위험하면서도 잘 이해되지 않고 있는 것의 하나는 머리와 목을 가격하거나 격렬하게 흔들 경우에 유발될 수 있는 뇌진탕 또는 뇌 타박상이다. 이는 단기 및 장기적 효과를 모두 가져올 수 있으므로 아주 심각하게 받아들여야 한다. 손, 발 등 다양한 신체 부위로 벽돌과 송판처럼 딱딱한 물체를 타격하는 기술의 장기적 효과와 같이, 기타 충격은 그리 분명하지 않다. 그러한 가격의 단기적 효과는 경미할 수 있지만 장기적 효과(예, 관절염)는 심각하고 삶을 바꿀 수도 있다는 사실을 인식하지 못하는 사람이 많다.

무술 시범에서 주로 보는 것이 아무 후유증 없이 배를 맞는 것이다. 그러나 맞는 것은 본래 위험하고 통제된 상황에서만 이루어져야 한다는 사실을 기억하는 것이 중요하다. 가장 잘 훈련된 수련자도 가격의 힘이 취약한 장기에서 빗겨가도록 하기 위해 근육을 긴장시켜야 하는 순간이 필요하다. 세계적으로 유명한 마술사 해리 후디니(Harry Houdini, 1874~1926)는 50대 초반에도 여전히 육체적으로 힘든 탈출 묘기를 선보였고 필요해서였겠지만 신체 건강이 아주 좋았다. 자신의 신체 기량을 보여주는 시범 가운데 하나가 체격이 크고 힘이 센 젊은이들을 초대하여 자신의 배를 주먹으로 때리게 하는 것이었다. 그는 이를 반복해서 하였지만 그러한 가격으로 아무 후유증도 겪지 않았다. 어느 날 한 젊은이가 후디니의 분장실로 와서는 그가 준비도 안 된 상태에서 느닷없이 그의 배를 주먹으로 때렸다. 후디니는 며칠 후 장 파열로 사망했다.

인생 초반에 '팔다리를 강인하게 하리라' 마음먹은 사람이라면 이를 재고해야 한다. 이렇게 하여 뼈와 근육에 입히는 손상은 40대나 50대가 되어서야 삶에 심각한 영향을 미치기 시작할 것이다. 장기적으로 손상이 가해지는 보다 흔한 부위로 손과 발은 단단한 표적을 타격해서 그리고 팔꿈치와 무릎은 충격, 비틀림과 과신전이 반복되어 손상이 초래된다. 후자의 손상은 발목 및 손목 웨이트의 남용으로 크게 악화될 수 있다.

기타 2가지 흔한 근육 남용으로는 (1) 한 동작을 반복해 신체 손상을 일으키는 경우(반복성 스트레스 손상)와 (2) 손상을 입은 수련자가 훈련을 지속해서 일으키는 소위 이차 손상이 있다. 후자와 같은 상황은 어색하거나 균형이 잡히지 않은 방식으로 훈련을 하는 수련자에서 일어난다. 예를 들어 오른쪽 무릎에 손상을 입을 경우에는 추가 손상을 피하기 위해 왼쪽 다리에 추가로 스트레스를 가해, 이러한 불균형적인 수련으로 인해 이차 손상이 초래될 가능성이 있다. 현실적인 면에서 우리는 무술 수련자들이 흔히 경미한 손상을 입은 상태에 있고 또 이러한 불편 속에서도 계속 운동해야 한다는 점을 이해하지만, 추가 손상을 초래하지 않도록 하기 위해서는 현명한 방식으로 해야 한다.

적절한 무술 기술을 배우고 연습하면 신체에 가해지는 충격의 결과를 최소화할 수 있으며, 어느 정도의 제한 속에서 나이가 상당히 들 때까지도 무술을 수련할 수 있다.

스테로이드

'스테로이드(steroids)' 란 용어는 광범위한 호르몬계를 말한다. 코르티손(cortisone, 처방으로만 구입할 수 있고 천식과 관절염 같은 질환의 치료에 쓰임)과 같이 일부 종류의 스테로이드는 올바르게 사용하면 유익할 수 있다. 아나볼릭 스테로이드(anabolic steroids)라는 합성 호르몬은 수백 종이 있고 인위적으로 근량, 근력과 지구력을 증강시키기 위해 사용된다. 이들 불법적인 테스토스테론 유사 호르몬은 탈모에서 심장질환과 간 손상에 이르기까지 수많은 단기 및 장기적 부작용을 유발한다. 아나볼릭 스테로이드의 사용에 따른 장기적인 문제가 모두 알려져 있는 것은 아니지만, 한 가지는 확실히 입증되어 있다. 즉 근량이 증가한다고 해서 그에 비례해 뼈와 인대의 발육이 증가하지는 않는다는 사실이다. 따라서 근량의 증가는 곧바로 돌이킬 수 없는 관절과 뼈의 손상으로 이어진다. 의사가 처방하지 않는 한 절대로 스테로이드를 사용해서는 안된다.

고강도 타격의 배경이 되는 물리학

무술 수련자들은 흔히 "어떻게 하면 타격에 가능한 한 많은 힘을 실을 수 있을까?" 라고 묻는다. 이에 확실히 대답하기는 복잡하고(물리학 방정식을 생각하라) 그러한 대답은 보통 그리 도움이 되지 않는다. 아울러 많은 요인이 고강도 타격의 생성에 관여하는데, 타격면과 표적의 상대적 속도, 타격면(대개 손이나 발)과 표적면의 탄성, 체질량 등이 있다. 질문에 대한 대답을 지나치게 단순화하는 위험이 있긴 하지만, 우리는 비교적 단순한 3가지 개념을 다뤄볼 것이다.

■ **개념 1 – 동적 및 정적 근육:** '동적 근육(dynamic muscle)' 은 신체의 일부를 움직이는 근육으로 정의되며, 이들 근육은 몸을 가속화하여 적절한 속도를 내도록 해 기술을 수행하는 데 사용된다. '정적 근육(static muscle)' 은 긴장되어 있지만 움직이지는 않아, 동작이나 가격에 가능한 한 많은 체질량이 실리도록 돕는다. 이를 또 달리 생각해보면, 많은 근육이 기타 근육과 반대로 작용해 특정한 동작에서 하나는 동작에 속도를 내기 위해 사용되는 작용근(agonist)이고 다른 하나는 그 속도를 늦추기 위해 사용되는 길항근(antagonist)이라는 것이다. 최대의 속도를 내기 위해서는 작용근이 긴장할 때, 즉 수축할 때 길항근은 이완되어야 한다. 예를 들어 지르기를 할 경우에 상완삼두근(작용근)이 팔을 신전시키는 동안

상완이두근(길항근)은 이완된다. 그러나 동작이 끝날 즈음에는 관절(이 경우에는 팔꿈치관절)이 과신전되게 놔두는 대신 길항근을 사용하여 움직임을 절제된 방식으로 늦추도록 대개 권장된다.

■ **개념 2 – 운동 에너지:** '운동 에너지(kinetic energy)'는 타격하는 물체의 질량에 물체의 속도의 제곱을 곱하고 이를 2로 나눈 것과 같다고 정의된다. 다시 말해 타격에 체질량이 실리는 것이 중요하며, 이 때문에 긴장되어 있는 정적 근육이 중요하다(이 근육은 신체의 질량을 가격에 기계적으로 연결한다). 예를 들어 주먹으로 타격하지만 어깨와 몸통의 정적 근육을 사용하지 않을 경우에는 주먹과 전완의 질량만이 가격에 기여하기 때문에 한 단위의 에너지가 생성될 것이다. 반면 타격할 때 상완과 어깨를 긴장시킬 경우에는 타격의 유효 질량이 거뜬히 5배 올라가며, 생성되는 에너지의 양도 그만큼 증가한다. 그러나 타격에 속도를 제공하는 것이 한층 더 중요하다. 가격의 속도가 2배가 되면 에너지의 양은 4배(2의 제곱) 증가한다. 따라서 만일 유효 질량 또는 체질량을 5배 증가시키고 가격의 속도를 2배로 한다면, 가격에서 생성되는 에너지의 양은 20배까지 증가할 수 있다(5에 2의 제곱을 곱한 값).

요컨대 가격에 기여하는 유효 질량과 속도를 모두 증가시키는 것이 중요하다. 그러나 여기에는 문제가 있다. 가격의 유효 질량을 증가시키기 위해서는 적절한 정적 근육을 긴장시켜야 한다(엉뚱한 근육을 긴장시키면 타격이 느려진다). 반면 타격의 속도를 증가시키기 위해서는 동적 근육이 긴장되고 대립하는 근육이 이완되어야 하는데, 이렇게 되면 가격의 유효 질량이 감소할 것이다. 따라서 가격의 에너지를 증가시키고자 할 경우에 가격의 유효 질량을 증가시키려는 노력과 타격면의 속도를 증가시키려는 노력 사이에 복잡한 상반관계가 존재한다. 동적 및 정적 근육의 긴장과 관련된 타이밍이 중요하다. 그러나 선택을 하라면 속도를 증가시키는 것이 대개 가격의 에너지 확대에 보다 효과적인 것으로 입증된다.

■ **개념 3 – 탄성 및 비탄성 충돌:** 타격은 어느 정도의 내재적인 에너지를 가진다. 물리학의 법칙에 따르면 에너지는 항상 보존되므로 그 에너지는 어딘가로 간다. 즉 그것은 타격면에서 표적으로 가서 표적에 손상을 일으킬 수 있다. 혹은 그것은 타격면에서 표적으로 가서 표적을 손상 없이 뒤로 날려버릴 수 있다(표적이 바닥으로 쓰러지거나 벽에 부딪히면 손상을 입을 수도 있지만 그것은 다른 이야기이다). 아니면 타격면이 단단한 고정 물체를 가격해 타격면이 손상되거나 그저 표적에서 튕길 수도 있다. 당신은 초보자가 흔들리는 샌드백에 다가가 그것을 힘껏 쳐보지만 몸은 뒤로 내동댕이쳐지고 샌드백은 손상 없이 계속 흔들리는 경우를 얼마나 자주 보았는가? 이것이 '탄성 충돌(elastic collision)'의 예로, 무술 수련자가 피하고자 하는 것이다. 다음은 2개의 구르는 볼의 탄성 충돌과 비탄성 충돌(inelastic collision)을 보여주는 경우로 물리학에 기초한 전통적인 사례이다.

사례 1 (탄성 충돌): 당구공 2개를 가지고 서로 튕기도록 해본다. 공들은 부딪힌 경우와 동일한 상대적인 속도로 서로에게서 튕겨 나가며, 어느 볼도 손상되지 않을 것이다.

사례 2 (비탄성 충돌): 당구공과 찰흙 볼을 가지고 서로에게 굴려본다. 두 볼은 하나의 덩어리가 될 것이고 찰흙 볼은 충돌의 일부 에너지에 의해 찌그러지며, 나머지 에너지가 그 덩어리를 줄어든 속도로 몰아갈 것이다.

사례 1은 초보 무술 수련자에서 흔히 일어나는 경우이다(이들의 타격은 비효과적이다). 사례 2는 무술 수련자가 성취하고 싶은 것이다.

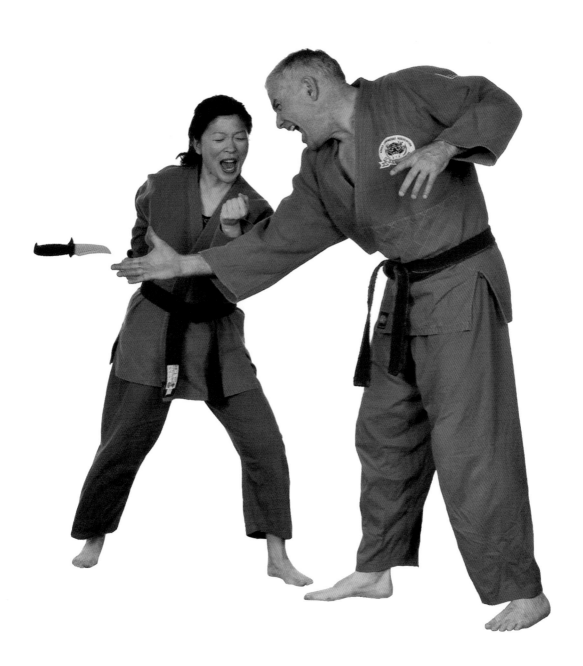

저자 릴리 쵸우가 공동저자 노먼 링크로부터 또 하나의 포인트를 얻었다.

이 책을 이용하는 방법

이 책에는 흔한 무술 기술 50가지의 도해가 실려 있다. 지르기와 같이 이러한 기술을 수행하는 방식은 수많이 있지만, 우리는 서로 다른 스타일에 공통적인 기본적이고 보편적인 요소에 초점을 둔다. 여기서 소개된 기술을 가르치는 것이 이 책의 목적이 아니다. 대신 우리는 기술에서 스피드, 파워 및 정확성에 중요한 측면을 지적한다. 한 기술의 수행에는 수많은 근육이 필요하지만, 우리는 해당 기술의 수행에 관여하는 일차 근육(primary muscle)만을 밝혀둔다. 다음 페이지 그림에서처럼 빨간색 근육은 주요 동적 근육(즉 움직이는 근육)을 나타내는 반면, 푸른색 근육은 주요 정적 근육(즉 긴장되어 있되 움직이지는 않는 근육)이다. 주요 근육의 지위는 기술이 시작에서 끝으로 진행되면서 대개 변화한다는 점에 주목한다.

각각의 기술에서는 기술의 3가지 중요한 특성, 즉 기술의 상대적인 '스피드(speed),' 기술의 수행에 요구되는 상대적인 '파워(power),' 그리고 기술의 구사에 요구되는 '정확성(accuracy)' 을 간략히 설명한다. 이러한 설명에는 (10점상 2점) 혹은 (10점상 9점)과 같은 평가가 표기되어 있다. 이와 같은 평가는 보통의 수련자를 놓고 볼 때 3가지 영역 각각의 상대적 중요성에 대한 저자의 견해를 반영한다. 예를 들어 올려막기 (upper block)에 요구되는 파워는 10점상 9점으로 평가하여 이 기술에서 파워 측면의 중요성을 강조하나, 이 막기 기술에 대한 스피드 평가는 10점상 5점에 불과하다. 이는 스피드가 중요하지 않다고 말하는 것은 아니지만, 우리는 스피드가 이 기술의 파워보다 훨씬 덜 중요하다고 생각하는 것이다.

　각각의 도해 아래에는 그 도해에 나와 있는 주요 근육을 타깃으로 하여 파워 및/혹은 스피드를 기르는 데 도움이 되는 여러 컨디셔닝 및 스트레칭 운동이 있다. 이들 운동의 일부는 무술 상황에서만 접할 수 있거나 흔한 운동과 요가 자세를 변형시킨 것들이며, 대부분의 운동과 스트레칭은 근력훈련, 요가 또는 심지어 초등학교 체육 수업에서 볼 수 있는 것들이다. 수많은 서적과 비디오가 다양한 운동을 전문적으로 소

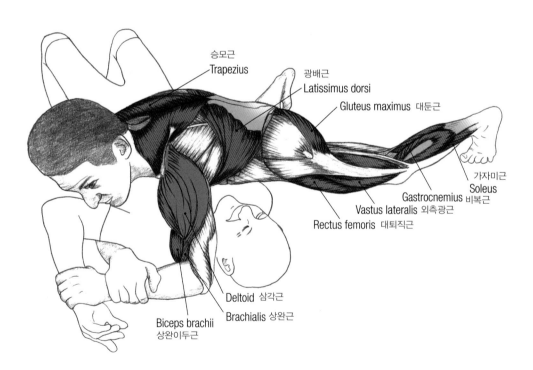

개하고 있으므로(특히 요가 자세에 관한 자세한 정보가 담긴 릴리 추의 『The Martial Artist's Book of Yoga』와 밥 앤더슨의 『Stretching』을 권장한다), 우리는 덜 알려진 운동들에 대해서만 설명한다(부록 참조, 142페이지).

당신은 이와 같은 운동과 스트레칭을 당신의 정기적인 기본운동에 통합하거나 이들을 별도의 운동으로 할 수 있다. 반복과 세트의 횟수를 얼마로 하는지는 개인 선호의 문제이나, 스피드나 파워 혹은 둘 다를 향상시키기 위해 훈련하고 있는지의 여부에 따라 준수해야 할 기본 원칙이 있다. 일반적으로 스피드를 기르려면 가벼운 웨이트로 반복을 많이 하는 반면, 파워를 기르려면 무거운 웨이트로 반복을 적게 한다. 버피(burpie)와 손뼉 치며 푸시업 같은 플라이오메트릭 운동(plyometric exercise)은 스피드와 파워를 모두 향상시킨다.

근육을 단련시키는 세션 후에는 근육이 최소한 24시간(고강도 플라이오메트릭 운동을 할 경우에는 더 긴 시간) 휴식하도록 해야 한다. 휴식이 있어야 근육은 발달하고 복구할 수 있다. 또한 정기적으로 운동을 돌아가면서 하면 서로 다른 근육군이 회복할 기회가 생길 수 있다. 발목 또는 손목 웨이트를 두르는 것은 느린 근육 단련 운동에는 대개 허용되지만 빠른 운동에는 안 된다. 관절, 특히 팔꿈치와 무릎 관절이 수많은 과신전으로 인해 손상을 입을 수 있다. 웨이트를 제거한 후에 팔다리가 가볍게 느껴지는 것은 사실이지만, 이러한 유형의 훈련은 팔꿈치와 무릎에 과도한 긴장을 가하고 다수의 손상이 이와 같은 훈련에 기인하는 것으로 나타났다. 일반적으로 다리 웨이트의 사용은 장기적으로 지속적인 손상 가능성이 단기적으로 유익한 효과를 능가하므로 피해야 한다.

일부 운동에서는 저항밴드, 덤벨과 메디신볼이 요구되는데, 저항밴드는 끊어져 눈과 기타 부위에 심각한 손상을 일으킬 수 있기 때문에 밴드의 상태가 좋은지를 확인해야 한다.

PART 2
기술 TECHNIQUES

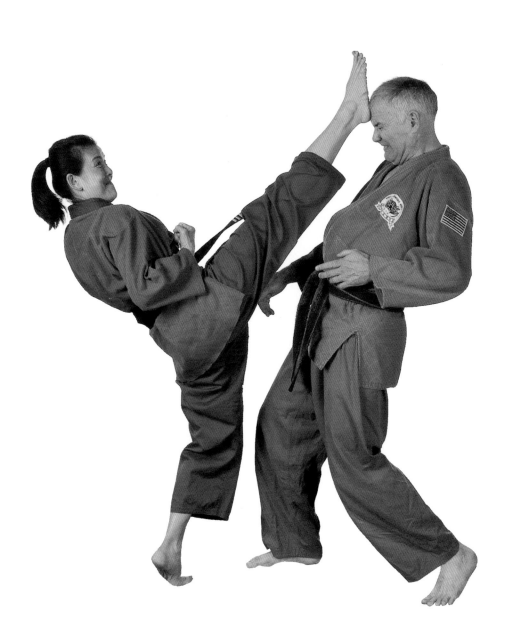

CHAPTER 1
치기와 막기 HAND STRIKES AND BLOCKS

손으로 치기 및 막기를 하려면 조화를 이루는 파워와 스피드가 정확히 조직화되어 흘러야 하고 이러한 흐름은 대개 발과 다리에서 시작되어 위로 몸통을 거쳐 집중되고 타격하는 손으로 나간다. 손 기술은 수련생의 신체 능력에 따라 스피드와 파워의 비율을 변화시켜 가르친다.

치기는 일반적으로 차기보다 더 빠르고 보다 정확하다. 팔의 질량은 다리의 절반 정도이므로, 이러한 추가 속도가 팔의 상대적인 질량 부족을 보완한다. 적절한 신체 균형과 축 회전이 치기를 효과적으로 하는 비결이다. 기타 주요 요인으로는 가격의 표면적 크기(손가락 마디 2개로 하는 지르기는 흔히 바탕손 치기[palm heel strike]에서 동등한 가격보다 더 효과적이다)와 '가격에 몸을 실어' 일어나는 질량(즉 파워)의 추가가 있다. 이들 요인은 '고강도 타격의 배경이 되는 물리학'(20페이지)에서 설명하였지만 당신의 지도자와 자세히 검토해보아야 한다.

차기는 흔히 더 강하지만, 손 기술(막기 포함)도 상당한 파워를 낼 수 있다. '좋은' 타격이 얼마나 많은 힘을 생성할 수 있을까? 간단히 답하자면 바로 지르기(straight punch)와 같은 강한 치기는 대부분 1000파운드(약 454킬로그램) 이내의 힘을 발휘하며, 돌아 옆차기(turning side kick)와 같은 강한 차기는 2000파운드(약 907킬로그램)의 힘을 생성할 수 있다. 벽돌 격파는 흔히 스피드와 파워를 강조하면서 치기 능력을 보여준다. 표준형 바탕손 벽돌 격파는 파워를 보다 강조하는 반면, 물구나무 벽돌 격파(handstand brick break)는 스피드와 타이밍을 보다 강조한다. 기술을 상대에게 적용할 때에는 파워와 스피드는 물론 타이밍도 중요하다.

지면이 제한되어 이 책에서는 중요한 개념인 호흡과 기합을 많이 다루지 못했다. 이러한 주제는 아무리 강조해도 지나치지 않은데, 집중력과 신체 동작의 조화를 돕고 중심부 근육을 긴장시켜 팔다리가 움직일 수 있는 보다 견고한 기반을 만들기 때문이다. 팔이 다리보다 더 약하다는 점을 고려하면, 이들 개념은 치기 및 막기에 더 중요하다.

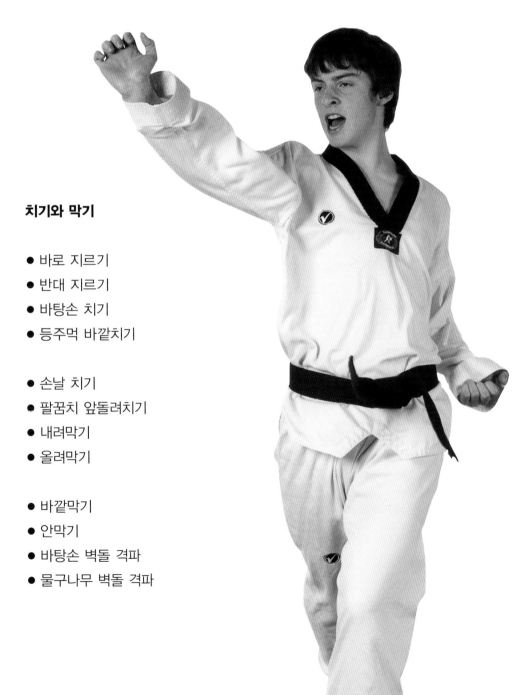

치기와 막기

- 바로 지르기
- 반대 지르기
- 바탕손 치기
- 등주먹 바깥치기

- 손날 치기
- 팔꿈치 앞돌려치기
- 내려막기
- 올려막기

- 바깥막기
- 안막기
- 바탕손 벽돌 격파
- 물구나무 벽돌 격파

바로 지르기(Straight Punch)

지르기에서 가장 강한 바로 지르기는 궁극적으로 스피드와
파워가 결합되어 있는 기술이다. 타격하는 팔은 비교적 긴
거리를 이동하기 때문에 상대를 놀라게 하기는 어려우므로,
이 기술은 대개 초기 동작으로 사용하지 않는다. 흔한 표적
으로는 얼굴에서 줄곧 내려가 넓적다리까지 있으나, 바로
지르기는 대개 얼굴 또는 몸통을 목표로 한다.

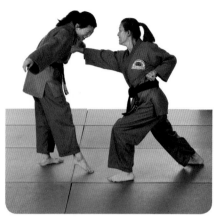

스피드(10점상 7점)

바로 지르기는 운동 사슬 움직임이 연속적으로 일어나는
대표적인 기술이며, 이러한 타격에서 스피드는 운동 사슬 간 상호작용에 의존한다.

파워(10점상 9점)

파워를 생성하는 주요 요인은 다음과 같다.

신체 추진: 이 기술에서 파워는 후방, 엉덩이 회전 및 어깨 회전 운동 사슬의 협력에 크게 의존한다.

가격 시 팔 신전: 가격의 파워를 결정하는 2가지 주요 요인은 주먹의 속도와 주먹에 실리는 질량이다. 일반
적으로 주먹이 최대의 속도로 이동할 때 표적을 가격하는 것이 이상적이며, 이러한 이동은 팔이 45도 정
도로 펴질 때 일어난다. 주: 일부 도장에서는 가격이 다소 후에 가해져야 한다고 생각한다. 이는 손이 다소
느려질 수 있지만 신체에서 더 많은 정적 근육이 긴장할 기회를 가져 가격에 더 많은 질량이 실린다는 의
미이다.

주먹 회내: 타격하는 쪽 손바닥을 아래로 회전시키면(회내, pronation) 전완의 두 뼈(요골과 척골)가 비틀려
이들 뼈가 기계적으로 훨씬 더 견고하고 덜 탄력적인 상태가 된다. 이에 따라 파워를 표적에 효율적으로
전달할 수 있다.

정확성(10점상 9점)

바로 지르기는 가장 강력한 치기의 하나이지만, 가슴이나 등과 같이 부적절한 표적을 가격하면 효과적일
수 없다. 상대의 움직임과 타격의 타이밍을 맞추는 것이 중요하다. 즉 상대가 가격 순간 물러나면 가격의
상대 속도와 유효 질량은 감소한다. 샌드백 혹은 에어실드(air shield)로 타이밍을 연습할 수 있으나, 쓰러지
거나 손목을 접질리면 염좌 또는 탈구를 일으킬 수 있으므로 주의해야 한다.

주요 동적 근육

팔 신전: 삼각근, 상완삼두근, 흉근,
전거근
주먹 회내: 회내근(안 보임)
엉덩이 회전: 복사근
신체 추진: 대둔근, 대퇴사두근,
종아리 근육

주요 정적 근육

복직근, 후삼각근, 대퇴사두근,
내전근, 햄스트링, 치골근, 박근

주요 운동 사슬

후방, 엉덩이 회전, 어깨 회전 및
팔 신전 운동 사슬

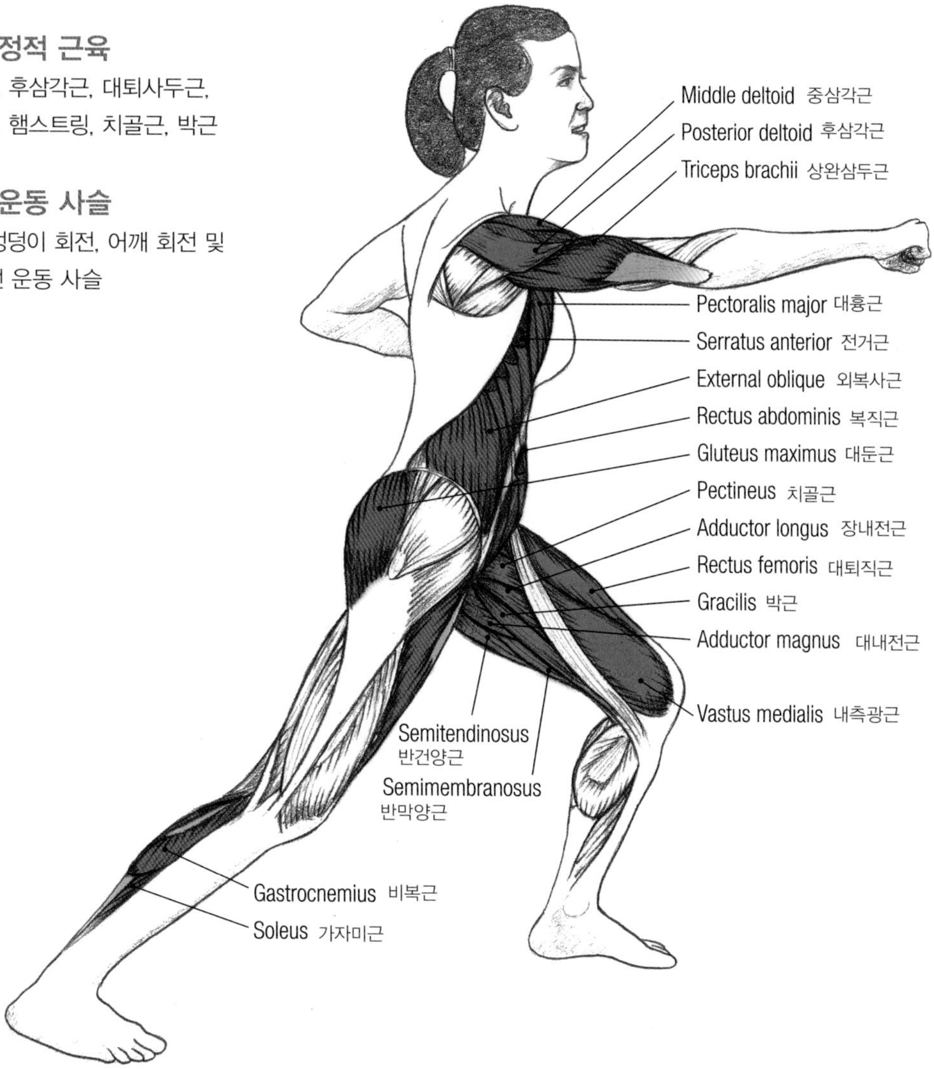

Middle deltoid 중삼각근
Posterior deltoid 후삼각근
Triceps brachii 상완삼두근

Pectoralis major 대흉근
Serratus anterior 전거근
External oblique 외복사근
Rectus abdominis 복직근
Gluteus maximus 대둔근
Pectineus 치골근
Adductor longus 장내전근
Rectus femoris 대퇴직근
Gracilis 박근
Adductor magnus 대내전근

Vastus medialis 내측광근

Semitendinosus
반건양근
Semimembranosus
반막양근

Gastrocnemius 비복근
Soleus 가자미근

주요 운동

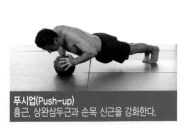

푸시업(Push-up)
흉근, 상완삼두근과 손목 신근을 강화한다.

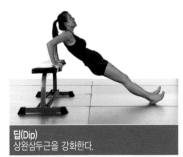

딥(Dip)
상완삼두근을 강화한다.

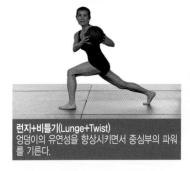

런지+비틀기(Lunge+Twist)
엉덩이의 유연성을 향상시키면서 중심부의 파워를 기른다.

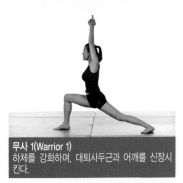

무사 1(Warrior 1)
하체를 강화하며, 대퇴사두근과 어깨를 신장시킨다.

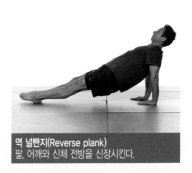

역 널빤지(Reverse plank)
팔, 어깨와 신체 전방을 신장시킨다.

Comments

1) 손목 굴근(손바닥 방향)은 거의 항상 손목 신근(손등 방향)보다 더 강하기 때문에, 손목을 손바닥 쪽으로 접어 주먹으로 때릴 때 손목을 다치는 경우가 흔하다. 이를 방지하기 위해서는 주먹으로 때리는 연습을 많이 하는 무술 수련자는 간혹 손목 신근을 단련시켜야 한다.

반대 지르기(Reverse Punch)

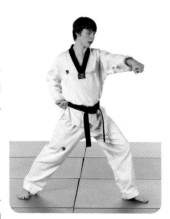

지르기에서 가장 빠른 반대 지르기는 파워 대신에 스피드를 이용한다. 팔이 비교적 짧은 거리를 이동하기 때문에, 이 기술은 상대를 놀라게 하기 쉬워 종종 초기 동작으로 사용한다. 이러한 공격은 대개 얼굴을 목표로 하거나 보다 강한 이차 기술을 위한 준비로 사용한다.

스피드(10점상 9점)

반대 지르기에서는 상체의 움직임이 대부분의 스피드를 생성한다. 지르기가 온다는 점을 감지하는 상대의 능력을 최소화하기 위해서는 신체 움직임(엉덩이 및 어깨 회전 등)이 감지하기 어려워야 한다. 이 기술에서 유일하게 큰 동작은 팔 신전이다.

파워(10점상 4점)

대부분의 사람은 반대 지르기에서 파워보다는 스피드를 강조하고 어깨를 비틀면서 팔을 신전시키는 스피드에 치중하지만, 일부 도장에서는 엉덩이를 작지만 강하게 비틀어 뒤쪽 다리가 가격에 실릴 수 있도록 하는 것을 강조한다. 파워를 생성하는 주요 요인은 다음과 같다.

신체 추진: 이 기술에서 파워는 후방 및 어깨 회전 운동 사슬의 협력에 크게 의존한다. 가격 쪽으로 움직이는 어깨의 회전은 감지하기 힘들지만 움직인 후 어깨의 긴장은 여느 때보다 중요한데, 상체의 추진 하중이 파워의 주요 공급원이기 때문이다.

주먹 회내: 타격하는 쪽 손바닥을 아래로 회전시키면(회내, pronation) 전완의 두 뼈(요골과 척골)가 비틀려 이들 뼈가 기계적으로 훨씬 더 견고하고 덜 탄력적인 상태가 된다. 이에 따라 파워를 표적에 효율적으로 전달할 수 있다.

정확성(10점상 7점)

반대 지르기의 상대적인 약점은 정확성이 무엇보다 중요하다는 점을 의미한다. 상대의 얼굴을 타격하기는 어려운데, 상대가 가격이 오는 것을 볼 수 있기 때문이다. 그래서 타격의 '의향을 드러내지' 않도록 주의한다. 가격할 때 가격에 대한 가슴의 각도가 큰 차이를 가져온다. 가격 시 대개 가슴은 표적에서 조금(아마도

주요 운동

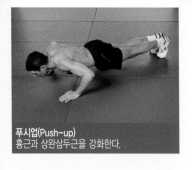

푸시업(Push-up)
흉근과 상완삼두근을 강화한다.

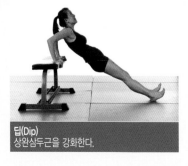

딥(Dip)
상완삼두근을 강화한다.

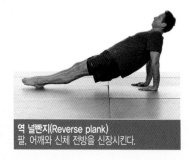

역 널빤지(Reverse plank)
팔, 어깨와 신체 전방을 신장시킨다.

30도) 회전한다. 이렇게 각도가 작으면 이차 또는 후속 기술들을 최대로 구사하기에 유리하다. 그러나 때로는 표적의 위치에 따라 가슴을 훨씬 더 회전시켜야 한다(최대 90도). 이에 따라 반대 지르기의 유효 거리는 확장되지만, 이 기술의 파워가 감소하고 즉각 취할 수 있는 후속 기술의 수가 제한되는 대가를 치른다. 그래서 가슴의 각도를 다양하게 바꿔가며 연습해야 한다. 스피드와 정확성을 유지하면서 반대 지르기를 연마하는 최선의 방법은 거울 앞에서 연습하고, 비디오 레코더를 이용하며, 또 지도자와 상담하는 것이다.

주요 동적 근육
팔 신전: 삼각근, 상완삼두근, 흉근, 전거근
주먹 회내: 회내근(안 보임)
신체 추진: 대퇴사두근, 종아리 근육

주요 정적 근육
복근, 후삼각근, 대둔근, 대퇴사두근, 햄스트링

주요 운동 사슬
후방, 어깨 회전 및 팔 신전 운동 사슬

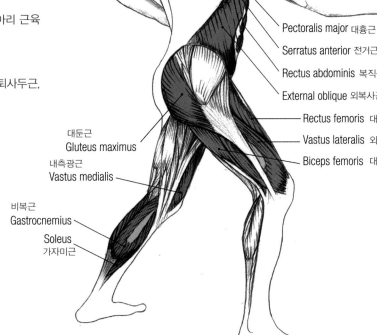

Middle deltoid 중삼각근
Posterior deltoid 후삼각근
Triceps brachii 상완삼두근

Pectoralis major 대흉근
Serratus anterior 전거근
Rectus abdominis 복직근
External oblique 외복사근
Rectus femoris 대퇴직근
Vastus lateralis 외측광근
Biceps femoris 대퇴이두근

대둔근
Gluteus maximus
내측광근
Vastus medialis

비복근
Gastrocnemius
Soleus
가자미근

주요 운동

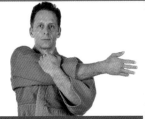

가슴 가로질러 팔 스트레칭
(Arm–across–chest stretch)
어깨를 신장시킨다.

Comments

1) 연습 중에 팔꿈치의 반복적인 과신전을 피하도록 주의한다. 이러한 남용으로 인해 수많은 손상을 일으킬 수 있으며, 가장 흔한 경우가 건염(tendinitis)이다. 이와 같은 손상은 바로 지르기에서는 다소 덜 흔한데, 지르기의 감속과 제어에 흉근을 보다 쉽게 이용할 수 있기 때문이다.

바탕손 치기(Palm Heel Strike)

이러한 강한 치기 기술은 바로 서기와 반대 서기로 가르친다. 오른쪽 그림에서처럼 바로 서기에서 바탕손 치기는 더 느리지만 보다 강한 반면, 반대 서기에서 바탕손 치기는 더 빠르고 덜 강하다. 이 공격의 흔한 표적은 얼굴, 턱, 명치와 사타구니이다.

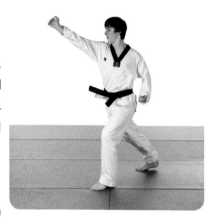

스피드(10점상 9점)

바탕손 치기는 바로 지르기와 동일한 스피드로 가격할 수 있되, 표적에 따라 손 비틀기와 최종 자세가 다르다는 점이 예외이다. 타격의 직선성 또는 직접성을 향상시키고 손의 단단한 아래 부분으로 표적을 타격하면서 손가락을 재빨리 뒤로 당기면 스피드를 증가시킬 수 있다.

파워(10점상 7점)

뒤쪽 발에서 줄곧 타격하는 손까지 이르는 근육을 쭉 펴 잠그면 타격에 실리는 체중이 극대화되어 이 가격을 위한 힘이 생성된다. 파워를 생성하는 주요 요인은 다음과 같다.

신체 추진: 이 기술에서 파워는 후방, 엉덩이 회전 및 어깨 회전 운동 사슬의 협력에 크게 의존한다.

가격 시 팔 신전: 가격의 파워를 결정하는 2가지 주요 요인은 손의 최종 속도와 가격에 실리는 유효 질량이다. 일반적으로 손이 최대의 속도로 이동할 때 표적을 가격하는 것이 최적이며, 이러한 이동은 팔이 45도 정도로 펴질 때 일어난다. **주:** 일부 도장에서는 가격이 다소 후에 가해져야 한다고 생각한다. 이는 손이 다소 느려질 수 있지만 신체에서 더 많은 정적 근육이 긴장할 기회를 가져 가격에 더 많은 질량이 실린다는 의미이다.

손바닥 회내: 손바닥을 엎으면 전완의 두 뼈(요골과 척골)가 비틀려 이들 뼈가 기계적으로 훨씬 더 견고하고 덜 탄력적인 상태가 된다. 이에 따라 파워를 표적에 효율적으로 전달할 수 있다. 그러나 바탕손 치기에서 손의 회내가 항상 가능한 것은 아니며, 타격의 표적에 따라 다르다.

정확성(10점상 9점)

바탕손 치기는 강력하나, 가슴이나 등과 같이 부적절한 표적을 가격하면 효과적이지 못할 것이다. 상대의 움직임과 타격의 타이밍을 맞추는 것이 중요하다. 즉 상대가 가격 순간 물러나면 가격의 상대 속도와 유효 질량쪽 감소한다.

주요 동적 근육
팔 신전: 삼각근, 상완삼두근, 주근, 승모근, 전거근
손바닥 치기: 회내근(안 보임), 손목 신근
신체 추진: 대둔근, 대퇴사두근, 종아리 근육

주요 정적 근육
복근

주요 운동 사슬
후방, 엉덩이 회전, 어깨 회전 및 팔 신전 운동 사슬

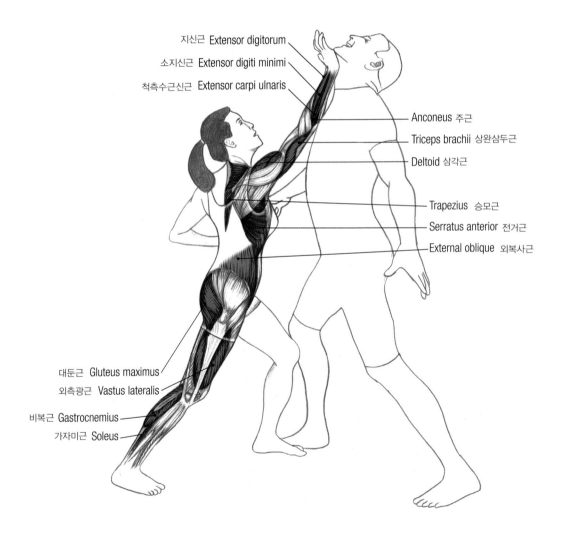

지신근 Extensor digitorum
소지신근 Extensor digiti minimi
척측수근신근 Extensor carpi ulnaris

Anconeus 주근
Triceps brachii 상완삼두근
Deltoid 삼각근

Trapezius 승모근
Serratus anterior 전거근
External oblique 외복사근

대둔근 Gluteus maximus
외측광근 Vastus lateralis
비복근 Gastrocnemius
가자미근 Soleus

주요 운동

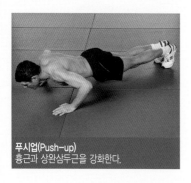

푸시업(Push-up)
흉근과 상완삼두근을 강화한다.

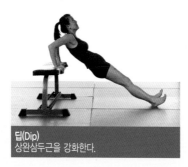

딥(Dip)
상완삼두근을 강화한다.

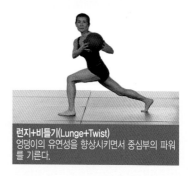

런지+비틀기(Lunge+Twist)
엉덩이의 유연성을 향상시키면서 중심부의 파워를 기른다.

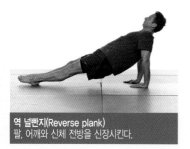

역 널빤지(Reverse plank)
팔, 어깨와 신체 전방을 신장시킨다.

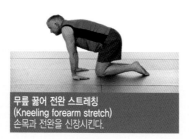

**무릎 꿇어 전완 스트레칭
(Kneeling forearm stretch)**
손목과 전완을 신장시킨다.

Comments

1) 바탕손 치기는 벽돌 및 송판 주먹 치기 대신 권장되는데, 이 기술이 장기적인 손상으로부터 손가락 마디를 보호하기 때문이다.

2) 타격할 때 바탕손의 엄지손가락 쪽을 가격하지 않도록 주의해야 하는데, 엄지손가락으로 기는 신경이 손상을 입을 수 있기 때문이다.

3) 손가락을 뒤로 충분히 당기지 않으면 때로 손바닥보다 손끝이 먼저 표적을 타격하며, 이는 타격의 효과를 감소시킨다.

등주먹 바깥치기(Back Knuckle Strike)

가장 빠른 치기의 하나인 등주먹 바깥치기는 스피드가 상당하며, 상대를 멍하게 할(의식을 잃지는 않더라도) 정도의 파워도 있다. 짧은 이동거리와 그 스피드 때문에 이는 대개 초기 기술로 사용한다. 표적은 흔히 머리이나, 흔한 응용동작은 사타구니도 공격한다. 또한 돌아(spinning or turning) 등주먹 바깥치기도 가르친다.

스피드(10점상 7점)

효과적인 등주먹 바깥치기에서는 손의 스피드와 몸의 앞쪽 내딛기 사이의 타이밍이 중요하다. 이 기술은 신체 추진과 몸 비틀기에 크게 의존한다.

파워(10점상 6점)

등주먹 바깥치기에서는 주먹의 스피드가 대부분의 파워를 생성하는데, 가격에 실리는 체중이 거의 없기 때문이다. 돌아 등주먹 바깥치기는 부가되는 체질량이 더 많기 때문에 훨씬 더 강하다. 파워를 생성하는 주요 요인은 다음과 같다.

팔 신전: 어깨와 팔꿈치에서 팔을 젖히는 신전이 이 가격에서 대부분의 파워를 생성한다. 이는 흔히 어깨 회전 운동 사슬에 기인하는 것이지만, 측면 및 엉덩이 회전 운동 사슬도 중요한 역할을 한다.

손목 젖히기: 초기에 굴곡되어 있던 손목은 가격 순간 똑바로 젖혀져 가격의 마지막 부분에 채찍 같은 파워를 부여한다.

정확성(10점상 9점)

등주먹 바깥치기는 그리 강하지 않고 따라서 한정된 표적에만 효과적이므로 정확성이 중요하다. 파트너가 핸드 패들(hand paddle) 2개를 들고 얼굴과 사타구니 높이로 휙휙 내밀게 하면서 신속한 타격을 하는 등 훈련을 하면 정확성을 향상시킬 수 있다.

주요 운동

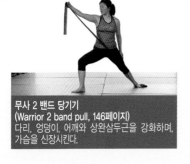

무사 2 밴드 당기기
(Warrior 2 band pull, 146페이지)
다리, 엉덩이, 어깨와 상완삼두근을 강화하며, 가슴을 신장시킨다.

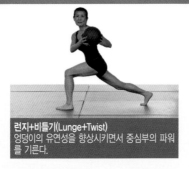

런지+비틀기(Lunge+Twist)
엉덩이의 유연성을 향상시키면서 중심부의 파워를 기른다.

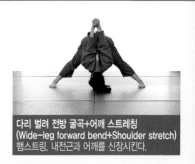

다리 벌려 전방 굴곡+어깨 스트레칭
(Wide-leg forward bend+Shoulder stretch)
햄스트링, 내전근과 어깨를 신장시킨다.

주요 동적 근육
팔 신전: 승모근, 능형근, 상완삼두근, 주근, 삼각근

손목 젖히기: 손목 신근

신체 추진: 대둔근, 중둔근, 대퇴사두근(안 보임), 종아리 근육

주요 정적 근육
후삼각근, 복사근

주요 운동 사슬
측면, 엉덩이 회전, 어깨 회전 및 팔 신전 운동 사슬

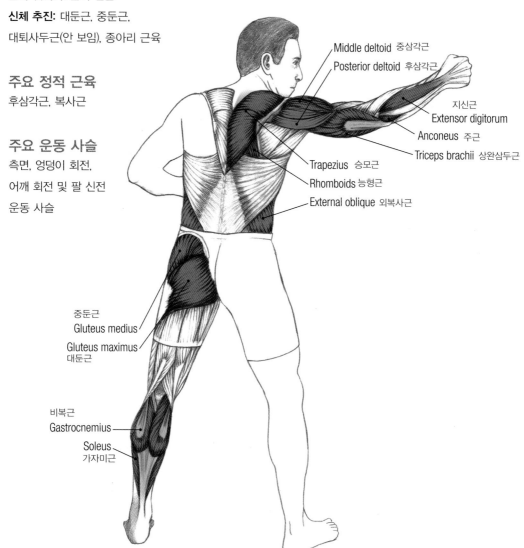

Middle deltoid 중삼각근
Posterior deltoid 후삼각근
지신근
Extensor digitorum
Anconeus 주근
Triceps brachii 상완삼두근
Trapezius 승모근
Rhomboids 능형근
External oblique 외복사근

중둔근
Gluteus medius
Gluteus maximus
대둔근

비복근
Gastrocnemius
Soleus
가자미근

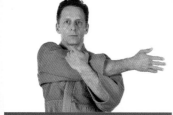

가슴 가로질러 팔 스트레칭
(Arm-across-chest stretch)
어깨를 신장시킨다.

Comments

1) 일부 도장에서는 돌아 등주먹 바깥치기를 주먹 바닥으로 가르치는데, 이 자세가 기술이 막히거나 차단될 경우에 팔꿈치가 과신전되지 않도록 하기 때문이다.

손날 치기(Knifehand Chop)

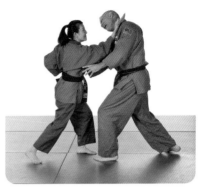

긴장된 손날은 상당히 빠르고 호된 가격을 가한다. 이 타격은 대개 그 가격에 실리는 파워가 크지 않기 때문에 흔히 작고 특정한 표적에 사용한다. 오른쪽 그림의 기술은 상대의 쇄골을 가격하려는 타격을 보여준다.

스피드(10점상 7점)

팔 신전, 어깨 회전과 척골(새끼손가락) 쪽으로의 최종 손목 젖히기가 이 기술에서 대부분의 스피드를 생성한다. 빠르고 강한 가격을 위해서는 손목 젖히기와 손날의 긴장이 요구된다.

파워(10점상 4점)

그림에서처럼 자기방어 상황에서 이러한 타격의 파워는 대개 기타 치기만큼 그리 크지 않은데, 스윙 가격은 거기에 체중이 그리 많이 실리지 않기 때문이다. 그렇긴 하지만 노련한 수련자는 준비하고 긴 호를 그리면서 팔을 스윙해 수많은 송판, 벽돌 혹은 얼음판을 격파할 수 있다. 자기방어 상황에서 차이점은 그러한 가격을 위해 준비할 수 있는 시간이나 공간이 충분하지 않고 충분해도 상대가 가격이 오는 것을 보고 막을 것이라는 점이다.

정확성(10점상 8점)

손날 치기의 상대적인 약점은 정확성이 정말로 중요해진다는 것을 의미한다. 쇄골은 아마도 가장 일반적인 표적일 것이며, 이 표적을 가격하기 위해 정확히 어느 지점을 타격해야 하는지에 대해서는 논란이 많다. 그러나 수련자가 고도로 훈련받지 않은 대부분의 자기방어 상황인 경우에 우리는 그저 쇄골의 중간을 목표로 하도록 권장한다. 기타 수많은 대체 표적(관자놀이, 턱의 측면, 목의 옆, 부유 늑골, 사타구니, 외측 늑골 등)이 있으나, 대부분 작고 효과적으로 가격하려면 연습을 요한다.

주요 운동

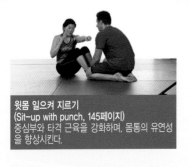

윗몸 일으켜 지르기
(Sit-up with punch, 145페이지)
중심부와 타격 근육을 강화하며, 몸통의 유연성을 향상시킨다.

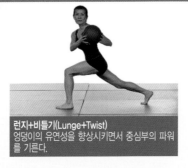

런지+비틀기(Lunge+Twist)
엉덩이의 유연성을 향상시키면서 중심부의 파워를 기른다.

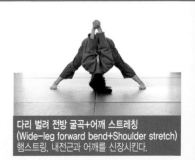

다리 벌려 전방 굴곡+어깨 스트레칭
(Wide-leg forward bend+Shoulder stretch)
햄스트링, 내전근과 어깨를 신장시킨다.

주요 동적 근육

팔 신전: 삼각근, 상완삼두근, 흉근, 전거근

손목 젖히기: 회외근(안 보임)

신체 추진: 대퇴사두근, 대둔근, 종아리 근육

주요 정적 근육

복근, 승모근, 상완이두근, 상완요골근, 손목 신근

주요 운동 사슬

엉덩이 회전, 어깨 회전 및 팔 신전 운동 사슬

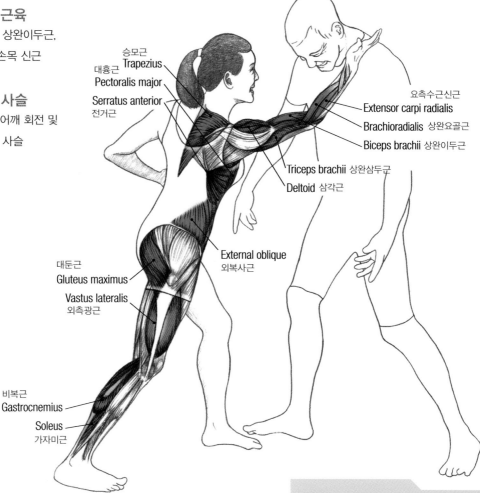

승모근
Trapezius

대흉근
Pectoralis major

Serratus anterior
전거근

요측수근신근
Extensor carpi radialis

Brachioradialis 상완요골근

Biceps brachii 상완이두근

Triceps brachii 상완삼두근

Deltoid 삼각근

External oblique
외복사근

대둔근
Gluteus maximus

Vastus lateralis
외측광근

비복근
Gastrocnemius

Soleus
가자미근

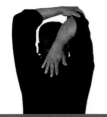

팔꿈치 높이 들어 어깨 스트레칭
(High–elbow shoulder stretch)
어깨와 상완삼두근을 신장시킨다.

Comments

1) 이 가격에서는 내려치는 특성에 따라 어깨 회전, 팔 신전과 손목 젖히기의 정확한 조화를 요한다. 그러나 기타 대부분의 치기와 달리 어깨, 몸통, 손과 다리만이 긴장되며, 팔은 반드시 그렇지는 않다.

2) 손날을 긴장시키는 복잡한 내용은 이 책의 범위를 벗어난다. 그러나 그것은 표적에 예리한 가격을 가하는 데 필수적인 요소이다.

팔꿈치 앞돌려치기(Front Elbow Strike)

아마도 손과 팔 치기 중에서도 가장 강한 기술인 팔꿈치 앞돌려치기는 아주 강력하지만 본래 그리 빠르지 않고 유효 거리가 매우 짧다. 이는 주로 근거리 자기방어 기술이다.

스피드(10점상 3점)

팔꿈치 타격의 스피드는 손 또는 발 타격에 비해 상대적으로 느리다. 그러나 이 가격은 근거리에서 사용하기 때문에 스피드는 파워보다 덜 중요하다.

파워(10점상 9점)

파워를 생성하는 주요 요인은 다음과 같다.

어깨 회전: 이 동작은 주로 어깨 회전 운동 사슬을 요한다. 하지만 타격하지 않는 손으로 표적을 당기는 것 또는 오른쪽 그림에서처럼 타격하지 않는 손으로 타격하는 팔을 당겨 표적을 가로지르게 하는 것 등 수많은 응용동작이 있다.

가슴 각도: 가격에 탄탄한 체중이 실리도록 하기 위해서는 가슴이 접촉점을 향해 안으로 돌아가야 한다.

팔 굴곡: 팔 굴곡은 주로 흉근과 전삼각근에 의해 추진되나, 손을 가슴 쪽으로 재빨리 들이 당기는 것에 의해서도 도움을 받는다.

정확성(10점상 5점)

팔꿈치 타격은 손 또는 발 타격에 비해 상대적으로 거리가 짧기 때문에 정확성이 중요하다. 짧은 거리는 표적을 놓치거나 쉽게 차단될 수 있다는 의미이다. 팔꿈치 타격은 적절한 부분을 가격하면 아주 강할 수 있으나, 상대 가슴의 평평한 부분을 가격하면 효과적이지 못하다. 팔꿈치 타격은 머리 부위 대부분에 효과적일 것이지만, 느리고 상대가 가격이 오는 것을 볼 가능성이 있으므로 머리는 타격하기 어려운 표적일 수 있다.

주요 운동

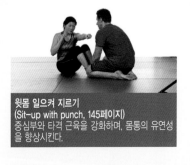

윗몸 일으켜 지르기
(Sit-up with punch, 145페이지)
중심부와 타격 근육을 강화하며, 몸통의 유연성을 향상시킨다.

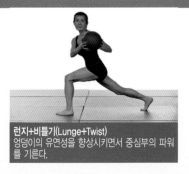

런지+비틀기(Lunge+Twist)
엉덩이의 유연성을 향상시키면서 중심부의 파워를 기른다.

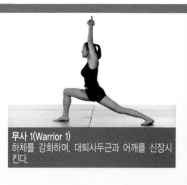

무사 1(Warrior 1)
하체를 강화하며, 대퇴사두근과 어깨를 신장시킨다.

주요 동적 근육

팔꿈치 추진: 흉근, 전거근, 삼각근, 상완이두근, 상완근

신체 추진: 대둔근(뒤쪽 다리), 대퇴사두근, 종아리 근육

몸 비틀기: 복사근

주요 정적 근육

복근, 대퇴사두근

주요 운동 사슬

후방, 엉덩이 회전 및
어깨 회전 운동 사슬

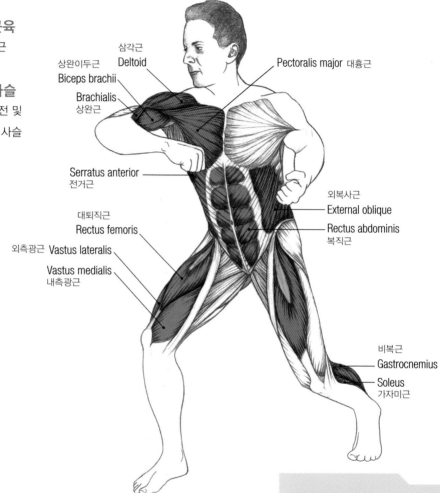

삼각근
Deltoid

상완이두근
Biceps brachii

Brachialis
상완근

Pectoralis major 대흉근

Serratus anterior
전거근

External oblique
외복사근

대퇴직근
Rectus femoris

Rectus abdominis
복직근

외측광근 Vastus lateralis

Vastus medialis
내측광근

비복근
Gastrocnemius

Soleus
가자미근

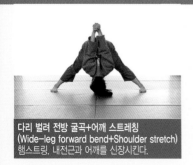

다리 벌려 전방 굴곡+어깨 스트레칭
(Wide-leg forward bend+Shoulder stretch)
햄스트링, 내전근과 어깨를 신장시킨다.

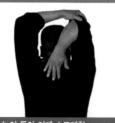

팔꿈치 높이 들어 어깨 스트레칭
(High-elbow shoulder stretch)
어깨와 상완삼두근을 신장시킨다.

Comments

1) 팔꿈치 타격에서 타격면은 팔꿈치 끝
에서 최소한 1인치(약 2.5센티미터) 아
래(손 쪽으로)이어야 한다.

2) 팔꿈치 끝으로 타격하면 팔꿈치가 손
상을 입을 수 있어 피해야 한다.

3) 타격면이 팔꿈치에서 '위로' 1인치 또
는 그 이상인 팔꿈치 뒤돌려치기는 터
득하기가 더 힘든데, 그 부위에는 타격
을 받아서는 안 되는 신경과 근육 부
착부가 많기 때문이다.

내려막기(Downward Block)

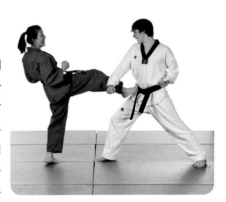

강하고도 대표적인 이 막기 기술은 주로 차기 공격에 대해 사용하며, 강한(hard) 그리고 부드러운(soft) 내려막기의 2가지 주요 응용동작이 있다. 오른쪽 그림에서처럼 강한 내려막기는 공격하는 다리의 한쪽을 타격하는 파워 기술이다. 부드러운 내려막기는 공격 방향을 틀기 위해 사용하는 타이밍 기술이다. 차기 공격의 상대적인 파워로 인해, 작은 사람들은 팔이 골절되는 위험을 피하기 위해 부드러운 내려막기를 사용하는 경향이 있다.

스피드(10점상 5점)

팔 신전이 내려막기에서 대부분의 스피드를 생성하며, 어깨 회전에서 스피드가 추가된다. 이러한 막기 기술에서는 다가오는 타격을 가로막아야 하기 때문에 스피드와 정확성이 결합되어야 효과적인 움직임이 일어난다.

파워(10점상 7점)

내려막기에서 파워는 주로 어깨를 회전시키고 막기에 하중을 싣는 데서 온다. 또한 파워는 다리 신전과 엉덩이 회전에서 생성될 수 있으나, 대부분의 실전에서 이러한 움직임을 사용하는 자세를 취하기는 어렵다. 파워를 생성하는 기타 주요 요인은 다음과 같다.

팔 회내: 전완의 회내, 즉 비틀기는 강한 내려막기에서 막기에 효과적으로 하중을 싣는 데 중요하다.

막는 각도: 막기는 차기를 가로막으므로, 차기의 동선에 대한 전완의 각도가 차기를 얼마나 막고 얼마나 방향을 틀 것인지를 결정하게 된다.

정확성(10점상 9점)

여느 막기 기술에서처럼 정확성이 필수적이다. 내려막기가 대개 차기에 대해 사용된다는 점을 고려하면, 막기의 적절한 타이밍이 한층 더 중요하다. 내려막기에서 타이밍이 맞지 않고 상대의 차기가 연결되어 있을 경우에 몸이 측면으로 비틀리게 하여 가격을 정통으로 맞지 않도록 가르치는 지도자가 많다.

주요 운동

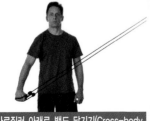

몸 가로질러 아래로 밴드 당기기(Cross-body downward band pull, 142페이지)
광배근, 삼각근과 상완삼두근을 강화한다.

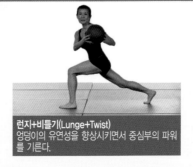

런지+비틀기(Lunge+Twist)
엉덩이의 유연성을 향상시키면서 중심부의 파워를 기른다.

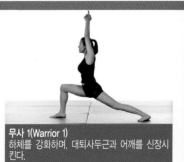

무사 1(Warrior 1)
하체를 강화하며, 대퇴사두근과 어깨를 신장시킨다.

주요 동적 근육
팔 신전: 광배근(안 보임), 승모근(안 보임), 삼각근, 상완삼두근, 복사근

팔 회내: 회내근(안 보임)

신체 추진: 종아리 근육

주요 정적 근육
복직근, 대둔근(앞쪽 다리), 대퇴직근

주요 운동 사슬
어깨 회전 및 팔 신전 운동 사슬

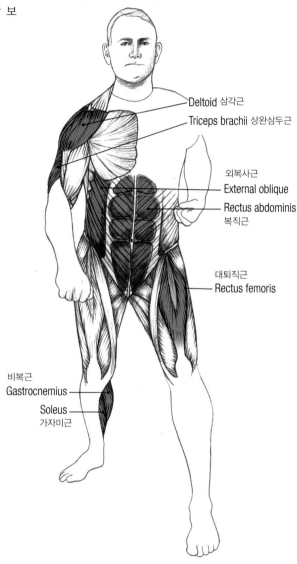

Deltoid 삼각근

Triceps brachii 상완삼두근

외복사근
External oblique

Rectus abdominis
복직근

대퇴직근
Rectus femoris

비복근
Gastrocnemius

Soleus
가자미근

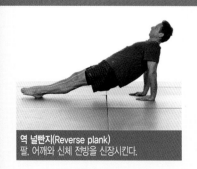

역 널빤지(Reverse plank)
팔, 어깨와 신체 전방을 신장시킨다.

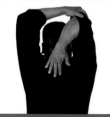

**팔꿈치 높이 들어 어깨 스트레칭
(High-elbow shoulder stretch)**
어깨와 상완삼두근을 신장시킨다.

Comments

1) 이 기술은 강한 막기로 구사되는 경향이 있지만, 타이밍에 주의를 기울이면 부드러운 막기로 전환하고 잡기(catch-and-trap) 기술로 변형시킬 수 있다. 그러나 잡으려고 막기를 부드럽게 하면 흔히 막기 기술이 형편없이 구사되어 방어자가 공격에 의해 타격을 받는다.

올려막기(Upper Block)

강하고도 대표적인 이 막기 기술은 주로 머리 내려치기에 대해 사용하며, 파워(가격을 늦추기 위해)와 틀기(가격을 피하기 위해)를 결합한다. 머리 타격은 모두 위험하기 때문에 올려막기를 배우는 것이 중요하다. 기타 많은 막기 기술에서처럼 작은 사람들은 가격의 방향을 틀고 강한 막기로 팔이 골절되는 위험을 피하기 위해 올려막기를 사용하는 경향이 있다.

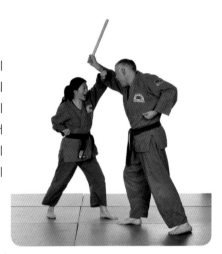

스피드(10점상 5점)

팔 신전이 올려막기에서 대부분의 스피드를 생성하며, 엉덩이의 초기 전방 추진에서 스피드가 추가된다. 이러한 막기 기술에서는 다가오는 타격을 가로막아야 하기 때문에 스피드와 정확성이 결합되어야 효과적인 막기가 가능하다.

파워(10점상 9점)

올려막기의 파워는 주로 막는 팔의 상향 추진에서 생성된다. 또한 파워는 엉덩이 신전에서 그리고 막는 부위에서 줄곧 아래로 뒤쪽 다리까지 전신을 쭉 펴 잠그는 것에서도 온다. 파워를 생성하는 기타 주요 요인은 다음과 같다.

팔 회내: 전완의 회내, 즉 비틀기는 강한 막기에서 막기에 효과적으로 하중을 싣는 데 중요하다.

막는 각도: 막기는 가격을 가로막으므로, 가격의 동선에 대한 전완의 각도가 치기를 얼마나 막고 얼마나 방향을 틀 것인지를 결정하게 된다.

정확성(10점상 6점)

여느 막기 기술에서처럼 정확성이 필수적이다. 올려막기가 대개 머리 가격에 대해 사용된다는 점을 고려하면, 막기의 적절한 타이밍이 한층 더 중요하다. 올려막기에서 막기가 부분적으로만 효과적이고 가격이 막는 팔에서 튕길 경우에 어깨가 가격에 맞서도록 가르치는 지도자가 많다.

주요 운동

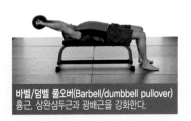

바벨/덤벨 풀오버(Barbell/dumbbell pullover)
흉근, 상완삼두근과 광배근을 강화한다.

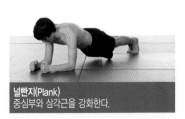

널빤지(Plank)
중심부와 삼각근을 강화한다.

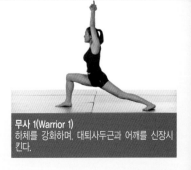

무사 1(Warrior 1)
하체를 강화하며, 대퇴사두근과 어깨를 신장시킨다.

주요 동적 근육

팔 신전: 승모근, 삼각근, 상완삼두근

팔 회내: 회내근(안 보임)

신체 추진: 대퇴사두근(안 보임)

주요 정적 근육

광배근, 전거근, 대둔근, 햄스트링

주요 운동 사슬

후방 및 팔 신전 운동 사슬

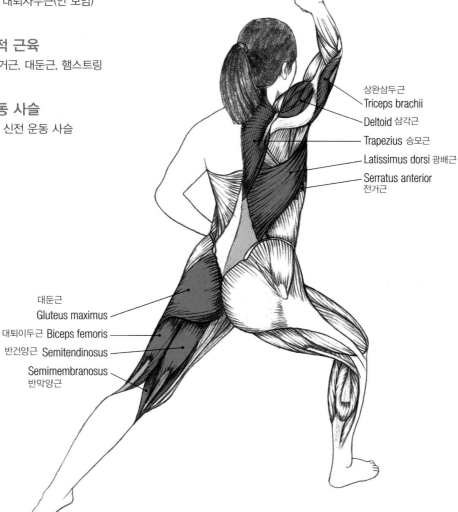

상완삼두근
Triceps brachii

Deltoid 삼각근

Trapezius 승모근

Latissimus dorsi 광배근

Serratus anterior 전거근

대둔근
Gluteus maximus

대퇴이두근 Biceps femoris

반건양근 Semitendinosus

Semimembranosus 반막양근

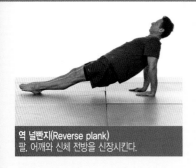

역 널빤지(Reverse plank)
팔, 어깨와 신체 전방을 신장시킨다.

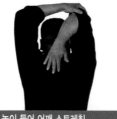

**팔꿈치 높이 들어 어깨 스트레칭
(High-elbow shoulder stretch)**
어깨와 상완삼두근을 신장시킨다.

Comments

1) 일부 강한 막기 기술(엇걸어막기 등)과 달리 올려막기는 거의 가격을 정지시키지 못한다. 이 기술의 목적은 가격의 방향을 트는 것이다. 막기를 마치자마자 상대의 움직임과 균형 이동을 이용하여 즉각 제어를 시작하거나 되받아칠 준비를 해야 한다.

바깥막기(In-To-Out Block)

2가지 대표적인 몸통 막기(다른 하나는 다음에 소개하는 안막기임)에서도 더 약한 이 기술은 부드러운 막기 또는 강한 막기로 수행할 수 있다. 막는 손을 회외시키면(오른쪽 그림에서처럼 손바닥을 몸 쪽으로 돌리면) 대개 막기가 강해진다. 막는 손을 회내시키면(손바닥을 몸 반대쪽으로 돌리면) 막기가 강하거나 부드러워질 수 있다.

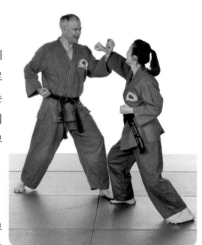

스피드(10점상 5점)

바깥막기에서는 엉덩이 회전, 어깨 회전과 어깨 외회전이 대부분의 스피드를 생성한다. 스피드는 이 기술에서 그리 중요하지 않지만, 타이밍은 중요하다.

파워(10점상 5점)

바깥막기는 상대적으로 약하므로 몸을 움직여 막은 다음 막기에 가능한 한 많은 하중이 실리도록 하기 위해 상체를 긴장시킬 필요가 있다. 파워를 생성하는 기타 주요 요인은 다음과 같다.

주먹 회외: 손바닥을 안쪽으로(몸 쪽으로) 비틀면 전완이 긴장되고 막기에서 파워가 보다 예리하게 전달된다.

어깨 회전: 엉덩이 회전과 팔의 외회전이 중요하지만, 어깨를 긴장시키는 데서 오는 하중이 주요 파워 공급원이다.

정확성(10점상 6점)

바깥막기는 상대적으로 약하므로 몸에서 더 멀리 막아 방향이 틀어진 타격이 자신을 지나가는 시간이 더 걸리도록 할 필요가 있다. 이는 막기를 몸에서 반대쪽으로 내뻗어야 한다는 의미이므로 막기가 한층 더 약해진다. 이러한 상반관계는 터득하기가 어렵다.

주요 운동

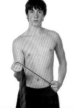

안에서 바깥으로 밴드 당기기
(In-to-out band pull, 144페이지)
승모근, 능형근과 삼각근을 강화한다.

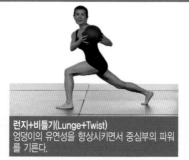

런지+비틀기(Lunge+Twist)
엉덩이의 유연성을 향상시키면서 중심부의 파워를 기른다.

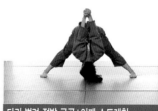

다리 벌려 전방 굴곡+어깨 스트레칭
(Wide-leg forward bend+Shoulder stretch)
햄스트링, 내전근과 어깨를 신장시킨다.

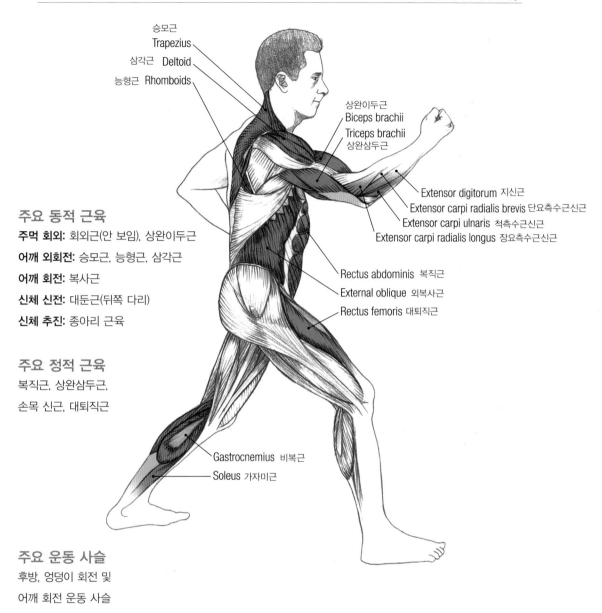

승모근 Trapezius
삼각근 Deltoid
능형근 Rhomboids

상완이두근 Biceps brachii
Triceps brachii 상완삼두근

Extensor digitorum 지신근
Extensor carpi radialis brevis 단요측수근신근
Extensor carpi ulnaris 척측수근신근
Extensor carpi radialis longus 장요측수근신근

Rectus abdominis 복직근
External oblique 외복사근
Rectus femoris 대퇴직근

Gastrocnemius 비복근
Soleus 가자미근

주요 동적 근육
주먹 회외: 회외근(안 보임), 상완이두근

어깨 외회전: 승모근, 능형근, 삼각근

어깨 회전: 복사근

신체 신전: 대둔근(뒤쪽 다리)

신체 추진: 종아리 근육

주요 정적 근육
복직근, 상완삼두근,
손목 신근, 대퇴직근

주요 운동 사슬
후방, 엉덩이 회전 및
어깨 회전 운동 사슬

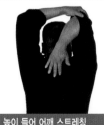

**팔꿈치 높이 들어 어깨 스트레칭
(High-elbow shoulder stretch)**
어깨와 상완삼두근을 신장시킨다.

Comments

1) 부드러운 바깥막기의 가장 흔한 형태는 상대
   를 잡아 즉시 바로 지르기, 무릎 올려차기 등
   으로 되받아치는 기술로 직접 이어진다.
2) 상완이두근은 요골을 감싸므로 이 근육은 강
   한 팔꿈치 굴근일 뿐만 아니라 아주 강한 회
   외근이다.

안막기(Out-To-In Block)

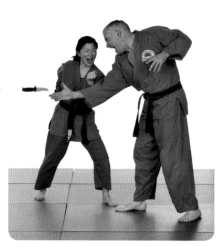

안막기는 2가지 대표적인 몸통 막기(다른 하나는 앞서 소개한 바깥막기임)에서도 더 강하나. 상대의 가격을 가로막는 타이밍이 성공적이어야 하므로 터득하기가 어렵다.

스피드(10점상 5점)

안막기에서는 엉덩이 회전, 어깨 회전 및 어깨 내회전이 대부분의 스피드를 생성한다. 스피드는 이 기술에서 중요하지 않지만, 타이밍은 중요하다.

파워(10점상 6점)

안막기는 타이밍을 맞추기가 어려우므로 몸을 움직여 막은 다음 막기에 가능한 한 많은 하중이 실리도록 하기 위해 상체를 긴장시킬 필요가 있다. 파워를 생성하는 기타 주요 요인은 다음과 같다.

주먹 회외: 손바닥을 안쪽으로(몸 쪽으로) 비틀면 전완이 긴장되고 막기에서 파워가 보다 예리하게 전달된다.

어깨 회전: 엉덩이 회전과 팔의 내회전이 중요하지만, 어깨를 긴장시키는 데서 오는 하중이 주요 파워 공급원이다.

정확성(10점상 6점)

안막기는 상대적으로 약하므로 몸에서 더 멀리 막아 방향이 틀어진 타격이 당신을 지나가는 시간이 더 걸리도록 할 필요가 있다. 이는 막기를 몸에서 반대쪽으로 내뻗어야 한다는 의미이므로 막기가 한층 더 약해진다. 이러한 상반관계는 터득하기가 어렵다.

주요 운동

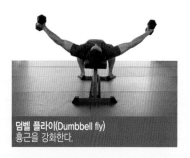

덤벨 플라이(Dumbbell fly)
흉근을 강화한다.

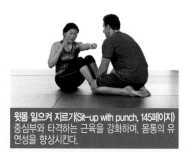

윗몸 일으켜 지르기(Sit-up with punch, 145페이지)
중심부와 타격하는 근육을 강화하며, 몸통의 유연성을 향상시킨다.

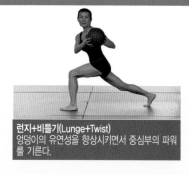

런지+비틀기(Lunge+Twist)
엉덩이의 유연성을 향상시키면서 중심부의 파워를 기른다.

주요 동적 근육
주먹 회외: 회외근, 상완이두근

어깨 내회전: 흉근, 삼각근

어깨 회전: 복사근

신체 추진: 종아리 근육

신체 신전: 대둔근(뒤쪽 다리)

주요 정적 근육
복직근, 소원근(안 보임), 대퇴직근

주요 운동 사슬
후방, 엉덩이 회전 및 어깨 회전 운동 사슬

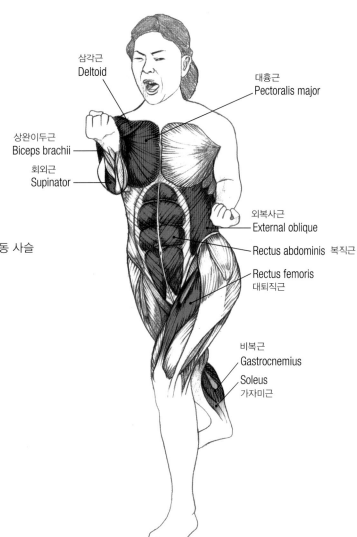

삼각근
Deltoid

대흉근
Pectoralis major

상완이두근
Biceps brachii

회외근
Supinator

외복사근
External oblique

Rectus abdominis 복직근

Rectus femoris
대퇴직근

비복근
Gastrocnemius

Soleus
가자미근

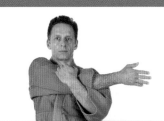

다리 벌려 전방 굴곡+어깨 스트레칭
(Wide-leg forward bend+Shoulder stretch)
햄스트링, 내전근과 어깨를 신장시킨다.

가슴 가로질러 팔 스트레칭
(Arm-across-chest stretch)
어깨를 신장시킨다.

Comments

1) 안막기에서는 체중이 대개 앞쪽에 실리므로, 가격이 막기를 지나칠 경우에 앞쪽 다리를 회전축으로 사용할 수 있다. 그러면 부분적으로 막힌 가격은 중심을 벗어나 가격할 것이고 그 힘으로 당신은 돌아갈 것이며, 그에 따라 가격의 충격은 약화된다.

바탕손 벽돌 격파(Palm Heel Brick Break)

이 시범 기술은 집중력과 힘의 집중을 보여준다.

스피드(10점상 6점)

손의 스피드가 중요하지만, 특히 벽돌을 많이 격파하는 경우
에 성공적인 격파를 위해서는 그 스피드가 체중의 적절한 이
용 및 정렬과 결합되어야 한다. 손의 스피드는 현저히 빠를 필
요가 없으나, 적기에 벽돌을 타격하기 위해서는 그 스피드가
체중의 하강과 타이밍이 맞아야 한다.

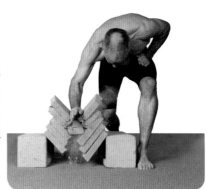

파워(10점상 8점)

파워를 생성하는 주요 요인은 다음과 같다.

팔 신전: 사람들은 적어도 2가지 뚜렷한 방법으로 타격한다. 일부는 벽돌 더미를 가르면서 내내 팔에 파워
를 실으며, 다른 일부는 잽을 날리듯이 팔을 빨리 내뻗고 빨리 당긴다. 후자와 같은 타격 방법은 스피드 격
파에서만 사용해야 한다.

신체 하강: 두 다리를 동시에 구부려 몸이 수평으로 하강할 수 있도록 해야 한다. 사람들은 흔히 한쪽이나
양쪽 다리를 펴므로 체질량이 격파의 중심선을 벗어난다. 이 경우에 체중은 더 이상 곧바로 격파의 라인을
따라 이동하지 않기 때문에 타격이 약화된다.

어깨 회전: 최대의 파워를 내려면 몸의 하강과 함께 어깨의 회전이 중요하다.

정확성(10점상 7점)

벽돌 격파에서는 앞쪽 모서리로부터 1/3 거리인 중심선에서 맨 위 벽돌을 타격하는 것이 최적이라고 여겨
진다. 최종 준비에서 타격하는 손의 팔꿈치는 벽돌과의 접촉점 바로 위에 있어야 한다. 2개 이상의 벽돌을
격파할 경우에는 파워의 라인이 모든 벽돌을 통과하여 모두가 격파되도록 해야 한다. 흔히 팔꿈치가 최종
업스윙에서 뒤로 빠지면 맨 위 벽돌만 격파되며, 전완의 손바닥 쪽이 아래 벽돌에 긁히는 경우가 드물지
않다.

주요 운동

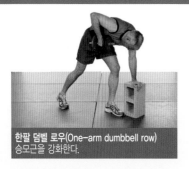

한팔 덤벨 로우(One-arm dumbbell row)
승모근을 강화한다.

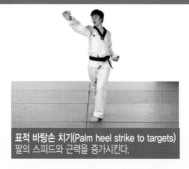

표적 바탕손 치기(Palm heel strike to targets)
팔의 스피드와 근력을 증가시킨다.

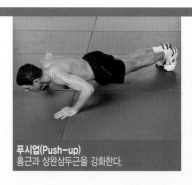

푸시업(Push-up)
흉근과 상완삼두근을 강화한다.

주요 동적 근육
팔 신전: 흉근, 승모근, 삼각근,
상완삼두근, 손목 신근
팔 회내: 회내근

주요 정적 근육
복직근, 승모근,
대퇴사두근(앞쪽 다리)

주요 운동 사슬
엉덩이 회전, 어깨 회전 및
팔 신전 운동 사슬

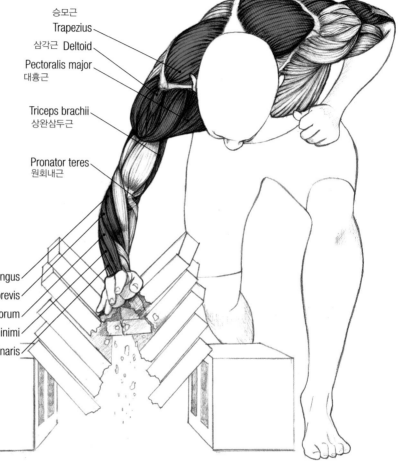

승모근
Trapezius
삼각근 Deltoid
Pectoralis major
대흉근
Triceps brachii
상완삼두근
Pronator teres
원회내근

장요측수근신근
Extensor carpi radialis longus
단요측수근신근 Extensor carpi radialis brevis
지신근 Extensor digitorum
소지수근신근 Extensor carpi digiti minimi
척측수근신근 Extensor carpi ulnaris

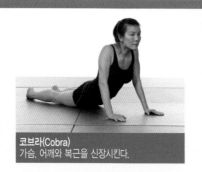

런지+비틀기(Lunge+Twist)
엉덩이의 유연성을 향상시키면서 중심부의 파워를 기른다.

코브라(Cobra)
가슴, 어깨와 복근을 신장시킨다.

Comments

1) 바탕손의 엄지손가락 쪽으로 타격하면 아주 위험하다. 이는 엄지손가락의 신경에 손상을 일으킬 수 있다. 이에 따라 바로 엄지손가락이 약화되거나 이를 사용하지 못하는 결과가 초래될 수 있다.
2) 일부 사람은 주먹으로 타격하는 것을 선호하지만, 장기적으로 손가락 마디의 손상을 일으킬 위험이 있어 바탕손이 선호되는 기술이다.
3) 동일한 모습의 벽돌이라도 상당히 다른 힘으로 격파할 수 있다. 벽돌 더미를 격파하기 전에 재질을 시험하고 부상을 방지하기 위해 한 장을 먼저 격파해본다.

물구나무 벽돌 격파(Handstand Brick Break)

이 시범 기술은 흔치 않은 균형, 타이밍, 집중력과 힘의 집중을 요한다. 양발을 바닥에 대고 수행하는 표준 벽돌 격파와 달리, 이 격파에서는 발을 차올려 물구나무선 다음 빠르고 강한 타격을 수행하면서 몸을 앞쪽으로 안전한 곳으로 기울여야 한다. 아주 위험한 격파이므로 안전하게 수행하려면 조심스런 준비가 요구된다.

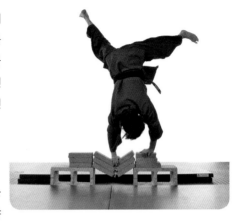

스피드(10점상 6점)

손의 스피드가 중요하지만, 성공적인 격파를 위해서는 그 스피드가 체중의 적절한 이용 및 정렬과 결합되어야 한다. 손의 스피드는 현저히 빠를 필요가 없으나, 적기에 벽돌을 타격하기 위해서는 그 스피드가 체중의 하강과 타이밍이 맞아야 한다.

파워(10점상 6점)

파워를 생성하는 주요 요인은 다음과 같다.

신체 하강: 발을 차올려 물구나무선 후 타격하는 손을 높이 들면, 신체는 그쪽으로 하강하기 시작한다. 바탕손을 급히 내밀면, 그 위에서 신체가 긴장하여 가격에 파워를 더한다.

팔 신전: 바탕손 타격은 강하고 빠르게 내밀어진 다음, 몸을 앞쪽으로 기울이고 격파된 벽돌에서 벗어나는 데 사용되어야 한다.

정확성(10점상 8점)

벽돌 격파에서는 앞쪽 모서리로부터 1/3 거리인 중심선에서 맨 위 벽돌을 타격하는 것이 최적이라고 여겨진다. 최종 준비에서 타격하는 손의 팔꿈치는 벽돌과의 접촉점 바로 위에 있어야 한다. 2개 이상의 벽돌을 격파할 경우에는 파워의 라인이 모든 벽돌을 통과하여 모두가 격파되도록 해야 한다. 흔히 팔꿈치가 업스윙에서 뒤로 빠지면 맨 위 벽돌만 격파되며, 전완의 손바닥 쪽이 아래 벽돌에 긁히는 경우가 드물지 않다.

주요 운동

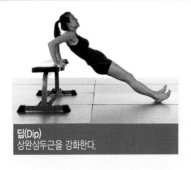
딥(Dip)
상완삼두근을 강화한다.

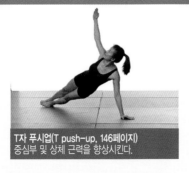
T자 푸시업(T push-up, 146페이지)
중심부 및 상체 근력을 향상시킨다.

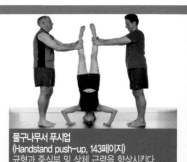
물구나무서 푸시업
(Handstand push-up, 143페이지)
균형과 중심부 및 상체 근력을 향상시킨다.

주요 동적 근육
팔 접기(그림 없음): 승모근, 삼각근, 광배근, 상완이두근
팔 신전: 흉근(안 보임), 승모근, 삼각근, 상완삼두근, 주근
팔 회내: 회내근(안 보임)

주요 정적 근육
복직근(안 보임), 대둔근, 광배근,
능형근, 대원근, 승모근, 삼각근,
상완삼두근, 상완이두근, 상완요골근,
손목 신근

주요 운동 사슬
어깨 회전 및 팔 신전 운동 사슬

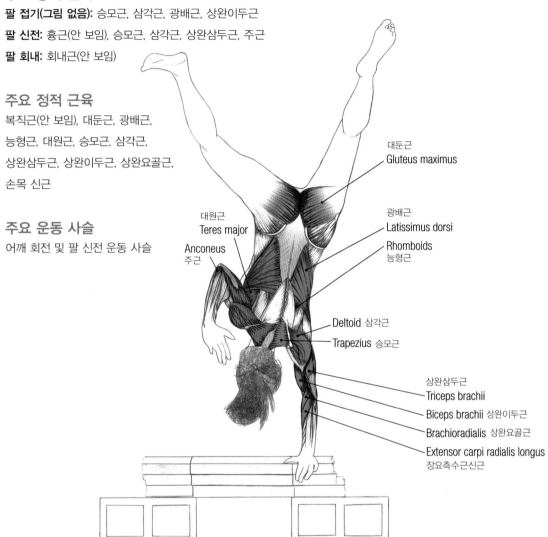

대둔근
Gluteus maximus

광배근
Latissimus dorsi

Rhomboids
능형근

대원근
Teres major

Anconeus
주근

Deltoid 삼각근

Trapezius 승모근

상완삼두근
Triceps brachii

Biceps brachii 상완이두근

Brachioradialis 상완요골근

Extensor carpi radialis longus
장요측수근신근

Comments

1) 발을 차올려 물구나무설 때에는 약간 앞쪽으로의 움직임을 유지해야 타격 후 몸을 앞으로 기울여 벽돌에서 벗어날 수 있다. 발을 차올려 물구나무서고 자세를 유지한 다음 타격하면 벽돌 위로 바로 주저앉는 경향이 있으며, 이는 큰 신체 손상을 초래할 수 있다.
2) 이 기술을 연습할 때에는 숙달할 때까지 헤드기어를 착용하도록 적극 추천한다.

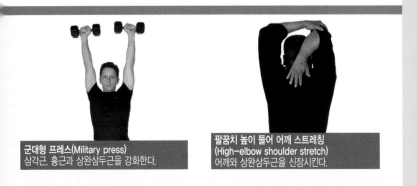

군대형 프레스(Military press)
삼각근, 흉근과 상완삼두근을 강화한다.

**팔꿈치 높이 들어 어깨 스트레칭
(High-elbow shoulder stretch)**
어깨와 상완삼두근을 신장시킨다.

CHAPTER 2
차기 KICKS

차기는 스타일과 응용동작이 다양해 스피드, 파워, 가격 횟수 등에서 차이가 있다. 앞차기(front snap kick), 하단 걷어차기(low scoop kick), 무릎 올려차기(knee lift kick) 등 일부는 자기방어를 지향한다. 찍어차기(axe kick), 돌아 발꿈치차기(spinning heel kick), 뛰어 돌려차기(jumping roundhouse kick) 등 다른 일부는 수련자가 되받아치기에 노출되므로 명백한 되받아치기가 금지인 무술에서 더 많이 사용한다. 단일 무술이 여기서 소개하는 모든 기술을 가르칠 만한 이유를 찾기는 힘들다. 우리는 다양한 종류의 차기에서 선정한 예들을 제시할 것이다.

차기는 일반적으로 치기보다 더 강하지만 조금 더 느리다. 다리의 질량은 팔의 약 2배이다. 다리에서는 스피드가 약간 떨어져도 질량이 더 무거워 충분히 만회한다. 경험으로 보면 차기는 동등한 치기보다 최소한 2배 더 강하다.

적절한 균형과 축 회전이 차기를 효과적으로 가격하는 비결이다. 상대를 찰 때에는 타이밍, 파워와 스피드가 중요하다. 송판 격파는 흔히 차기 능력을 보여주는 데 사용된다(벽돌 격파는 부상을 일으키는 경우가 흔해 흔히 덜 사용된다). 차기를 가르칠 때에는 가격에 체중이 적게 실리면 차기가 빈약해지므로 '가격에 몸을 실어' 일어나는 질량(또는 덜 엄밀하게는 파워)의 추가가 흔한 관심사이다. 이것과 기타 문제는 '고강도 타격의 배경이 되는 물리학'(20페이지)에서 간략히 설명하였지만 당신의 지도자와 자세히 검토해보아야 한다.

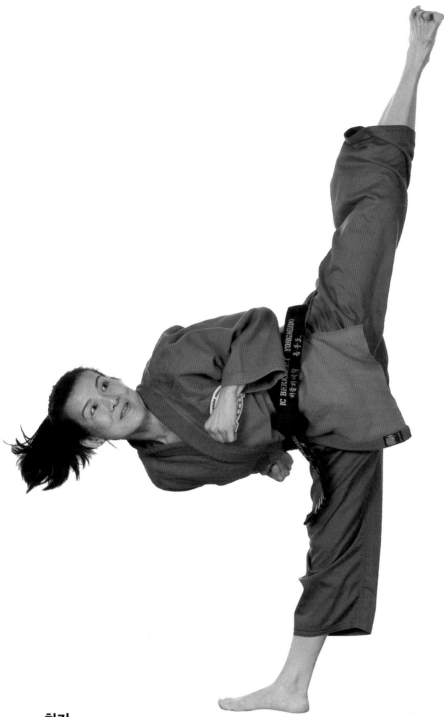

차기

- 무릎 올려차기
- 하단 걷어차기
- 앞차기
- 뻗어 올려차기
- 돌려차기

- 찍어차기
- 바깥 반달차기
- 안 반달차기
- 옆차기
- 뒤차기

- 뛰어 돌려차기
- 돌아 발꿈치차기
- 돌아 하단 발꿈치차기

무릎 올려차기(Knee Lift Kick)

이 기술은 강하고 짧은 타법으로 스피드나 정확성보다는 파워에 의존하며, 흔히 자기방어 강습에서 가르친다. 이 공격의 표적은 얼굴에서 줄곧 아래로 넓적다리까지 이르나, 대개 사타구니 또는 몸통을 목표로 한다.

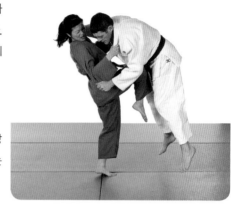

스피드(10점상 5점)

상대를 성공적으로 타격하기 위해서는 상대를 내리 당기는 손의 스피드, 무릎 올리기의 가속 그리고 추진되는 무릎의 정렬이 모두 결합되어야 한다.

파워(10점상 9점)

파워를 생성하는 주요 요인은 다음과 같다.

엉덩이 굴곡: 무릎의 상향 스윙이 길수록 가격이 강력해질 것이다.

신체 추진: 무릎을 올리면서 지지하는 다리의 엉덩이를 신전시켜 표적으로 몸을 추진해야 한다. 표적에서 거리가 무릎 올려차기의 성공을 결정하는 단일의 가장 중요한 요인이다. 상대가 너무 가까우면 차기가 차단될 것이며, 상대가 너무 멀리 떨어져 있으면 차기가 표적을 놓칠 것이다.

팔과 어깨 당기기: 표적을 당기면서 차면 타격의 스피드가 증가하고 이는 더 큰 상대를 찰 경우에 특히 중요하다.

정확성(10점상 6점)

무릎 올려차기에서는 기술이 상대를 가격하는 부위보다 더 중요한 경우가 흔하다.

주요 운동

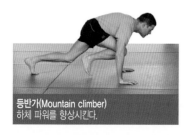

등반가(Mountain climber)
하체 파워를 향상시킨다.

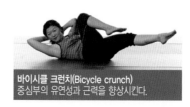

바이시클 크런치(Bicycle crunch)
중심부의 유연성과 근력을 향상시킨다.

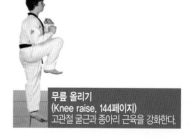

무릎 올리기
(Knee raise, 144페이지)
고관절 굴근과 종아리 근육을 강화한다.

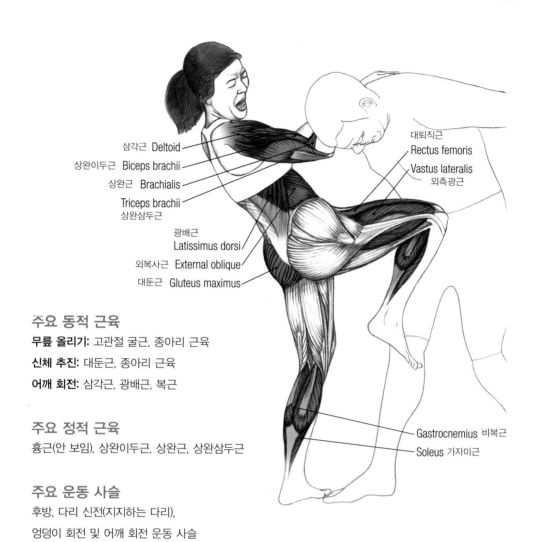

삼각근 Deltoid
상완이두근 Biceps brachii
상완근 Brachialis
Triceps brachii
상완삼두근
광배근
Latissimus dorsi
외복사근 External oblique
대둔근 Gluteus maximus

대퇴직근
Rectus femoris
Vastus lateralis
외측광근

Gastrocnemius 비복근
Soleus 가자미근

주요 동적 근육
무릎 올리기: 고관절 굴근, 종아리 근육
신체 추진: 대둔근, 종아리 근육
어깨 회전: 삼각근, 광배근, 복근

주요 정적 근육
흉근(안 보임), 상완이두근, 상완근, 상완삼두근

주요 운동 사슬
후방, 다리 신전(지지하는 다리),
엉덩이 회전 및 어깨 회전 운동 사슬

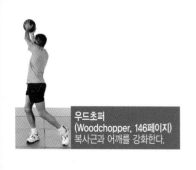

**우드초퍼
(Woodchopper, 146페이지)**
복사근과 어깨를 강화한다.

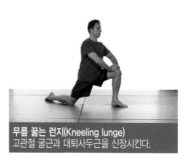

무릎 꿇는 런지(Kneeling lunge)
고관절 굴근과 대퇴사두근을 신장시킨다.

Comments

1) 무릎은 엉덩이가 몸에 대해 90도 각도
일 때쯤 타격해야 한다. 이 시점이 대
략 무릎이 최대의 속도로 움직이는 때
이다.

2) 가능한 한 스피드와 파워를 많이 내
기 위해서는 복사근과 고관절 굴근을
사용하여 차는 무릎을 위로 그리고
자신의 몸을 가로질러 당겨야 한다.

3) 차는 다리의 발을 지면에서 세우면
햄스트링이 이완되어 올라가는 다리
의 스피드가 극대화된다.

하단 걷어차기(Low Scoop Kick)

하단 걷어차기는 느리고 강하며 유효 거리가 짧고 자기 방어를 지향한다. 주로 다리와 사타구니에 대해 사용한다. 하단 걷어차기는 표적에 따라 타격면이 발가락, 발볼, 발날 혹은 발꿈치일 수 있다는 점에서 특이한 차기 기술이다.

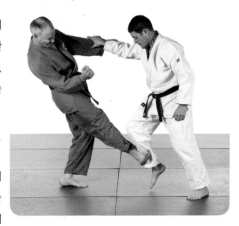

스피드(10점상 3점)

하단 걷어차기에서는 다리와 엉덩이를 특이하게 안에서 바깥으로 비틀어 대부분의 차기보다 더 느리다. 이 기술은 대개 내려차기(stomp kick)의 한 유형으로 가르치지만, 근사한 응용동작은 비틀어 앞차기(twisting snap kick)처럼 대개 사타구니를 향해 무릎을 구부렸다 내뻗는다. 이러한 응용동작은 다소 더 빠르다. 하단 걷어차기는 근거리에서 이루어져 스피드는 대개 중요한 요인이 아니다.

파워(10점상 7점)

하단 걷어차기의 내려 차는 동작에서 대부분의 파워는 상체 전체를 경직시켜 체중이 가격에 실리도록 하는 데서 온다. 차기에 실리는 이 모든 체중에도 불구하고 대개 다리를 타격할 필요가 있는데, 다리는 하중이 실려 움직일 수 없으므로 가격을 정통으로 맞을 것이기 때문이다.

정확성(10점상 8점)

가격이 정확해야 하는 이유는 가급적 상대의 체중이 다리에 실려 있을 때 그 다리를 짧고 예리하게 차는 것이 중요하기 때문이다. 상대를 잡고 차기를 하는 동시에 앞으로 당기면 다리에 체중이 실릴 확률이 높아질 수 있다.

주요 운동

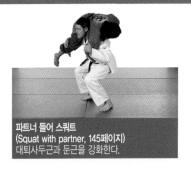

파트너 들어 스쿼트
(Squat with partner, 145페이지)
대퇴사두근과 둔근을 강화한다.

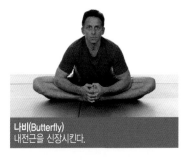

나비(Butterfly)
내전근을 신장시킨다.

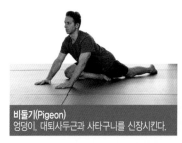

비둘기(Pigeon)
엉덩이, 대퇴사두근과 사타구니를 신장시킨다.

주요 동적 근육

다리 꺾기(그림 없음): 햄스트링, 봉공근

다리 신전: 대퇴사두근, 중둔근(안 보임)

몸 비틀기: 복사근(안 보임)

주요 정적 근육

복직근, 대퇴사두근, 햄스트링, 종아리 근육, 대둔근

주요 운동 사슬

엉덩이 회전, 어깨 회전 및
다리 신전 운동 사슬

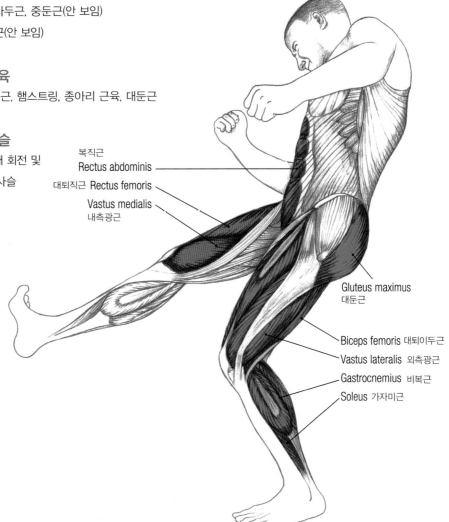

복직근
Rectus abdominis

대퇴직근 Rectus femoris

Vastus medialis
내측광근

Gluteus maximus
대둔근

Biceps femoris 대퇴이두근

Vastus lateralis 외측광근

Gastrocnemius 비복근

Soleus 가자미근

Comments

1) 하단 걷어차기의 목표는 상대를 무력
   화하는 것이지만, 그저 상대의 균형을
   흐트러뜨릴 가능성이 훨씬 더 크다.
   그러므로 메치기와 같은 후속 기술이
   요구될 수 있다.

2) 하단 걷어차기의 흔한 응용동작은 누
   워서 방어하는 기술로 수행되는데, 등
   을 대고 누워 있거나 차지 않는 다리
   와 반대쪽 손으로 균형을 잡고 있는
   경우이다.

앞차기(Front Snap Kick)

앞차기와 다음에 소개하는 뻗어 올려차기는 무술에서 가장 기본적인 차기 기술에 속하고 따라서 상당한 주목을 받는다. 둘 중에서 앞차기가 더 빠르지만 덜 강하다. 그러므로 앞차기에서는 대개 최대의 스피드로 가능한 한 신속히 표적을 차기 위해 앞쪽 다리를 사용한다.

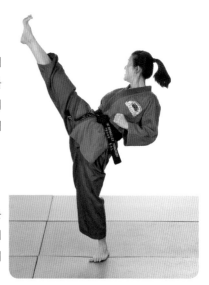

스피드(10점상 7점)

스피드는 가격의 파워를 증가시키는 데 필수적이다. 앞차기는 대개 앞쪽 다리로 차므로, 가격의 스피드가 기타 차기 기술의 경우보다 더 빠르다. 이 때문에 앞차기는 대개 스피드 킥(파워 킥이 아니라)으로 생각된다.

파워(10점상 8점)

파워는 3가지 운동 사슬이 연속적으로 작용해 직접 생성된다. 즉 후방 운동 사슬은 엉덩이를 앞으로 추진하고, 엉덩이 회전 운동 사슬은 엉덩이를 회전시켜 차는 쪽 엉덩이가 앞으로 가격에 실리며, 또 다리 신전 운동 사슬은 궁극적으로 발을 표적으로 추진한다. 몸통 근육, 주로 복직근을 긴장시키면 상체의 전 하중이 가격의 파워 전달을 극대화하는 데 도움이 된다. 이 3가지 운동 사슬이 모두 앞차기에서는 뻗어 올려차기에서보다 덜 움직이므로, 앞차기에서는 파워가 떨어지는 것이다.

정확성(10점상 6점)

앞차기의 표적은 흔히 신체의 중심선에서 사타구니, 복부 혹은 턱과 같은 부위이다. 앞차기는 기타 표적에도 효과적이지만, 상대적으로 약해 실행 가능한 대안이 제한된다

주요 운동

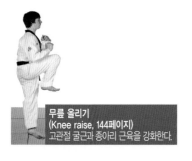

무릎 올리기
(Knee raise, 144페이지)
고관절 굴근과 종아리 근육을 강화한다.

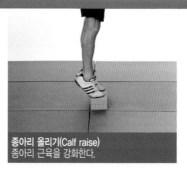

종아리 올리기(Calf raise)
종아리 근육을 강화한다.

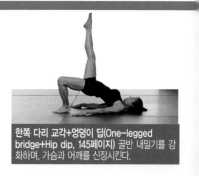

한쪽 다리 교각+엉덩이 딥(One-legged bridge+Hip dip, 145페이지) 골반 내밀기를 강화하며, 가슴과 어깨를 신장시킨다.

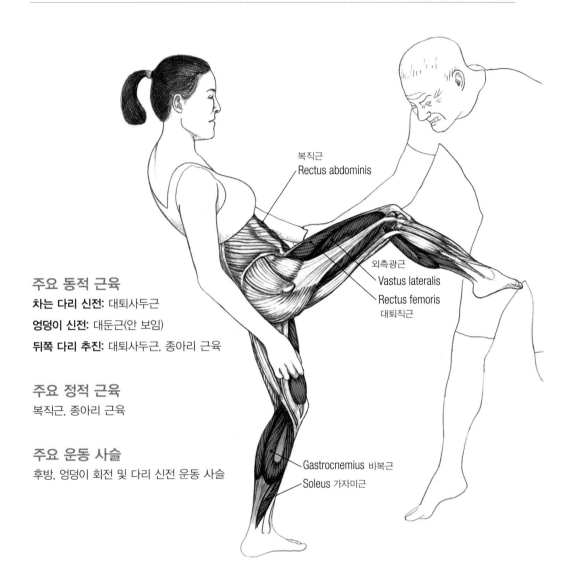

복직근
Rectus abdominis

외측광근
Vastus lateralis
Rectus femoris
대퇴직근

Gastrocnemius 비복근
Soleus 가자미근

주요 동적 근육
차는 다리 신전: 대퇴사두근
엉덩이 신전: 대둔근(안 보임)
뒤쪽 다리 추진: 대퇴사두근, 종아리 근육

주요 정적 근육
복직근, 종아리 근육

주요 운동 사슬
후방, 엉덩이 회전 및 다리 신전 운동 사슬

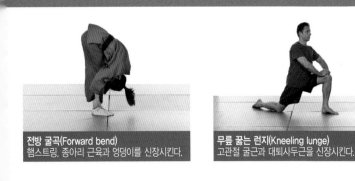

전방 굴곡(Forward bend)
햄스트링, 종아리 근육과 엉덩이를 신장시킨다.

무릎 꿇는 런지(Kneeling lunge)
고관절 굴근과 대퇴사두근을 신장시킨다.

Comments

1) 발에서 타격면은 대개 표적에 따라 발등(스피드에 사용)이나 발볼(파워에 사용)이 된다.
2) 사타구니를 공격할 경우에는 괜히 상체를 움직여 자신의 의도를 드러내지 않는 것이 중요하다. 거울 앞에서 빠른 앞차기를 연습해 상체의 움직임을 최소화한다.

뻗어 올려차기(Front Thrust Kick)

뻗어 올려차기와 앞서 소개한 앞차기는 무술에서 가장 기본적인 차기 기술에 속하고 따라서 상당한 주목을 받는다. 둘 중에서 뻗어 올려차기가 더 느리지만 더 강하다. 그러므로 뻗어 올려차기에서는 대개 최대의 체중 이동으로 차기의 파워를 증가시키기 위해 뒤쪽 다리를 사용한다.

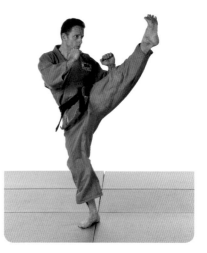

스피드(10점상 5점)

스피드는 가격의 파워를 증가시키는 데 아주 중요하다. 그러나 뻗어 올려차기는 대개 뒤쪽 다리로 수행되므로, 가격의 스피드가 기타 차기 기술에 비해 중간 정도이다. 이 때문에 뻗어 올려차기는 대개 파워 킥(스피드 킥이 아니라)으로 생각된다.

파워(10점상 8점)

파워는 3가지 운동 사슬이 연속적으로 작용해 직접 생성된다. 즉 후방 운동 사슬은 엉덩이를 앞으로 추진하고, 엉덩이 회전 운동 사슬은 엉덩이를 회전시켜 차는 쪽 엉덩이가 앞으로 가격에 실리며, 또 다리 신전 운동 사슬은 궁극적으로 발을 표적으로 추진한다. 몸통 근육, 주로 복직근을 긴장시키면 상체의 전 하중이 가격의 파워 전달을 극대화하는 데 도움이 된다.

정확성(10점상 6점)

뻗어 올려차기의 표적은 흔히 신체의 중심선에서 엉덩이의 맨 위로부터 턱에 이르기까지이다. 뻗어 올려차기는 콩팥과 다리 같이 기타 표적에도 효과적이지만, 이들 표적은 안전한 곳으로 움직이기 쉬우므로 가격하기가 한층 더 어렵다.

주요 운동

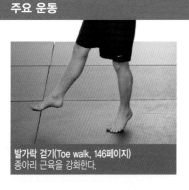

발가락 걷기(Toe walk, 146페이지)
종아리 근육을 강화한다.

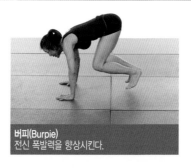

버피(Burpie)
전신 폭발력을 향상시킨다.

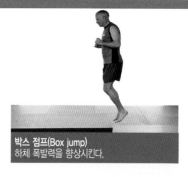

박스 점프(Box jump)
하체 폭발력을 향상시킨다.

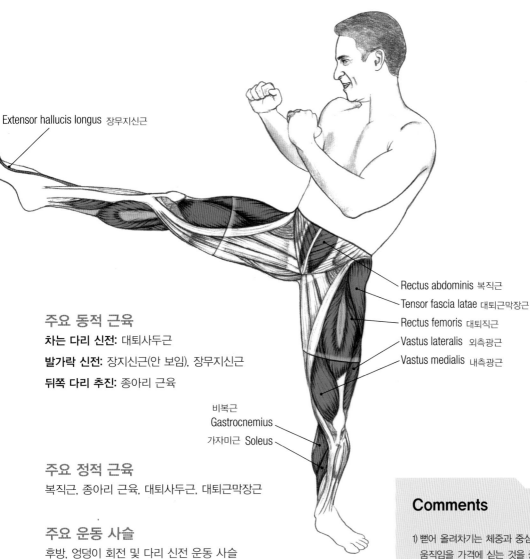

Extensor hallucis longus 장무지신근

Rectus abdominis 복직근
Tensor fascia latae 대퇴근막장근
Rectus femoris 대퇴직근
Vastus lateralis 외측광근
Vastus medialis 내측광근

비복근
Gastrocnemius
가자미근 Soleus

주요 동적 근육
차는 다리 신전: 대퇴사두근
발가락 신전: 장지신근(안 보임), 장무지신근
뒤쪽 다리 추진: 종아리 근육

주요 정적 근육
복직근, 종아리 근육, 대퇴사두근, 대퇴근막장근

주요 운동 사슬
후방, 엉덩이 회전 및 다리 신전 운동 사슬

Comments

1) 뻗어 올려차기는 체중과 중심부 근육 움직임을 가격에 싣는 것을 중요시하므로, 지지하는 발의 자세와 방향이 중요하다. 스타일에 따라 발을 바닥에 평평하게 대는 것에서 발가락으로 세우는 것까지, 또 발을 앞쪽으로 향하게 하는 것에서 135도 뒤쪽으로 향하게 하는 것까지 다양하다.

2) 많은 차기 기술처럼 뻗어 올려차기도 타격면이 다양한 응용동작으로 가르친다. 가장 흔한 것은 발볼(위의 그림처럼), 발꿈치와 발날이다. 자기방어 상황에서, 특히 수련이 덜된 사람인 경우에는 발꿈치로 차는 것이 대개 발목 손상 위험이 덜해 더 안전하다.

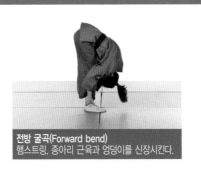

무사 1(Warrior 1)
하체를 강화하며, 대퇴사두근과 어깨를 신장시킨다.

전방 굴곡(Forward bend)
햄스트링, 종아리 근육과 엉덩이를 신장시킨다.

돌려차기(Roundhouse Kick)

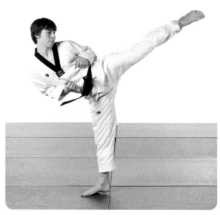

무술에서 3가지 대표적인 차기 기술(나머지 2가지는 앞에서 소개한 앞차기와 나중에 소개하는 옆차기임)의 하나인 돌려차기는 때로 얼굴을 후려갈기듯이 가격하는 기술로 묘사된다. 이 기술은 앞쪽 다리(더 빠름)나 뒤쪽 다리(더 강함) 등 다양한 방식으로 수행할 수 있다. 표적은 종아리에서 머리까지이다.

스피드(10점상 9점)
돌려차기의 스피드는 궁극적으로 엉덩이를 회전시키는 것 그리고 무릎을 접었다 발을 내뻗는 것과 함수 관계에 있다. 그러나 어깨와 팔의 회전에 의해 생성되는 역 회전우력(counter torque)과 같이 기타 많은 동작이 스피드를 보조한다.

파워(10점상 6점)
돌려차기에서는 5가지 서로 다른 운동 사슬을 사용하기 때문에 파워 생성을 설명하기가 어렵다. 급속한 회전에 이어 지지하는 다리에서 엉덩이와 몸통까지 신체 부위의 경직 그리고 마지막으로 다리의 신전으로 이루어지는 연속동작이 다가 아니다. 팔의 움직임과 어깨의 회전도 예리하고 강한 차기를 하는 데 중요하다고 말할 충분한 이유가 있다.

정확성(10점상 6점)
5가지 운동 사슬이 조화를 이룬다는 점은 돌려차기에서 신체의 복잡한 상호작용을 나타낸다. 언뜻 보아 돌려차기의 대부분은 엉덩이와 다리의 조화를 요한다고 말할 수도 있다. 그러나 기타 수많은 신체 부위가 움직여 거의 모든 주요 신체 부위가 돌려차기의 수행에 기여한다고 말할 수 있다. 부드럽고 강한 돌려차기는 많은 무술에서 흔한 목표이며, 이러한 기술을 터득하고 유지하는 데는 유난히 오랜 기간이 걸린다.

주요 운동

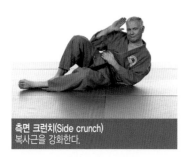

측면 크런치(Side crunch)
복사근을 강화한다.

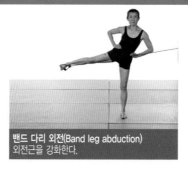

밴드 다리 외전(Band leg abduction)
외전근을 강화한다.

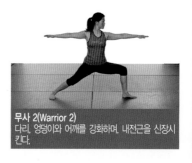

무사 2(Warrior 2)
다리, 엉덩이와 어깨를 강화하며, 내전근을 신장시킨다.

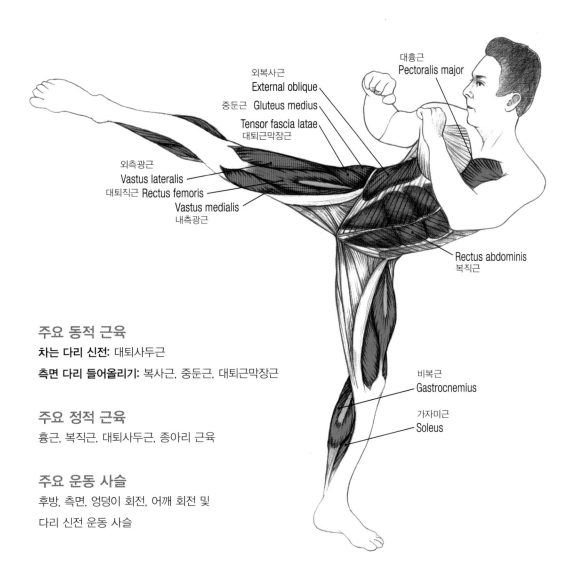

대흉근
Pectoralis major

외복사근
External oblique

중둔근 Gluteus medius

Tensor fascia latae
대퇴근막장근

외측광근
Vastus lateralis

대퇴직근 Rectus femoris

Vastus medialis
내측광근

Rectus abdominis
복직근

비복근
Gastrocnemius

가자미근
Soleus

주요 동적 근육
차는 다리 신전: 대퇴사두근
측면 다리 들어올리기: 복사근, 중둔근, 대퇴근막장근

주요 정적 근육
흉근, 복직근, 대퇴사두근, 종아리 근육

주요 운동 사슬
후방, 측면, 엉덩이 회전, 어깨 회전 및
다리 신전 운동 사슬

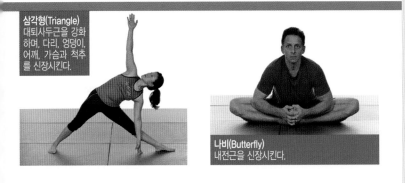

삼각형(Triangle)
대퇴사두근을 강화
하며, 다리, 엉덩이,
어깨, 가슴과 척추
를 신장시킨다.

나비(Butterfly)
내전근을 신장시킨다.

Comments

1) 2가지 기본적인 타격면은 발등(더 빠른 차기를 위해)과 발볼(보다 타격을 입히는 가격을 위해)이다. 이들 타격면 각각의 우월성을 내세우는 주장이 있어 왔으나, 각각은 나름대로 최적의 용도가 있다.

찍어차기(Axe Kick)

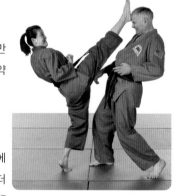

대개 시합 혹은 시범 차기로 생각되는 이 기술은 아주 강할 수 있지만 찬 후 노출되는 사타구니와 내측 다리에 가해지는 되받아치기에 취약하다. 표적으로는 대개 머리, 쇄골과 빈도는 덜하지만 가슴이 있다.

스피드(10점상 5점)

가격 시 스피드는 어느 정도 상대에 대한 차는 사람의 상대적인 키에 달려 있다. 키가 상대보다 상당히 더 크면 흔히 더 높이서 그리고 더 멀리서 찰 수 있고, 따라서 가속할 시간이 더 길다. 키가 더 작을 경우에는 다리 근육으로 내려찍어 차기의 가속 시간이 더 짧은 것을 보상해야 한다.

파워(10점상 6점)

찍어차기에서 파워는 다리를 상대로 당겨 내리고 다리와 몸통을 경직시켜 차기에 최대의 체중이 실리도록 함으로써 생성된다. 일부 시합 응용동작에서는 다리 뻗는 거리를 증가시키기 위해 발가락을 세우라고 하나, 이렇게 하면 가격의 표면적이 크게 증가하므로 가격의 유효성이 상당히 감소한다.

정확성(10점상 6점)

이러한 빠른 차기 기술로 상대의 머리를 타격하는 것은 배우기가 어려운데, 거기에는 차는 기술과 더불어 상대의 움직임에 기술의 타이밍을 맞추는 능력이 요구되기 때문이다. 찍어차기에서는 긴 아치를 이루면서 차게 되어 기타 차기 기술의 경우보다 이러한 타이밍을 맞추기가 더 어렵다.

주요 운동

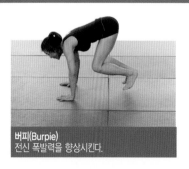

버피(Burpie)
전신 폭발력을 향상시킨다.

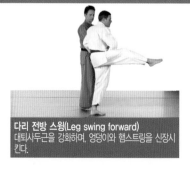

다리 전방 스윙(Leg swing forward)
대퇴사두근을 강화하며, 엉덩이와 햄스트링을 신장시킨다.

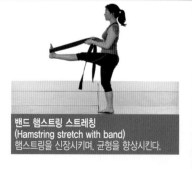

밴드 햄스트링 스트레칭
(Hamstring stretch with band)
햄스트링을 신장시키며, 균형을 향상시킨다.

주요 동적 근육
다리 접기(그림 없음): 대퇴사두근
다리 타격: 대둔근, 햄스트링, 복직근
신체 추진: 대퇴사두근, 종아리 근육

주요 정적 근육
복사근

주요 운동 사슬
후방 및 다리 신전 운동 사슬

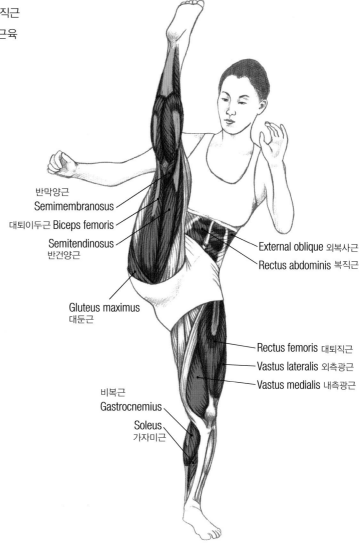

반막양근
Semimembranosus

대퇴이두근 Biceps femoris

Semitendinosus
반건양근

External oblique 외복사근
Rectus abdominis 복직근

Gluteus maximus
대둔근

Rectus femoris 대퇴직근
Vastus lateralis 외측광근
Vastus medialis 내측광근

비복근
Gastrocnemius

Soleus
가자미근

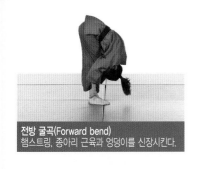

전방 굴곡(Forward bend)
햄스트링, 종아리 근육과 엉덩이를 신장시킨다.

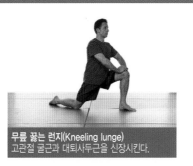

무릎 꿇는 런지(Kneeling lunge)
고관절 굴근과 대퇴사두근을 신장시킨다.

Comments

1) 찍어차기를 할 경우에 되받아치기에 대한 취약성은 돌려차기나 손으로 치기와 같은 공격을 먼저 하여 상대를 뒤로 몰면 감소할 수 있다.

바깥 반달차기(In-To-Out Crescent)

바깥 반달차기와 다음에 소개하는 안 반달차기는 흔히 함께 가르치지만 요구되는 근력이 다르고 용도도 다른 경향이 있다. 바깥 반달차기는 둘 중에서도 더 강한데, 신체의 안쪽에서 바깥쪽으로 다리를 스윙하는 동작이 다리 외전근을 사용하고 이 근육이 내전근보다 현저히 더 강하기 때문이다. 이러한 차기 기술은 흔히 후려 막기, 채찍처럼 후려갈기듯이 하는 타격에 그리고 찍어차기의 수행을 위한 준비 기술로 사용한다.

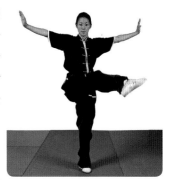

스피드(10점상 8점)

바깥 반달차기에서는 엉덩이 및 어깨의 회전과 마지막으로 차는 다리를 무릎에서 바깥쪽으로 젖히는 것이 대부분의 스피드를 생성한다.

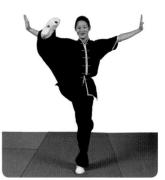

파워(10점상 5점)

바깥 반달차기의 파워 전달은 차는 발의 부위 사용에 크게 의존한다. 대부분의 사람은 발날(바깥쪽)이 표적을 타격하도록 차기를 하지만, 이 부위는 크고 비교적 부드러운 표면이다. 일부 사람은 발가락을 약간 안쪽으로 돌린 채 타격함으로써 발꿈치의 단단한 모서리가 표적을 타격하도록 해 가격의 충격을 증가시킨다. 아울러 뛰어 차거나 돌려 차면 파워가 증가할 수 있다는 점에 주목한다.

정확성(10점상 3점)

바깥 반달차기에서는 후려차는 특성으로 인해 대상 부위가 넓기 때문에 정확성은 크게 중요하지 않다. 일부는 여기에 예외가 있다고 주장하며, 바깥 반달차기를 이용하여 무기를 들고 있는 손의 방향을 트는 시범을 예로 든다. 이는 보편적으로 수용된 바깥 반달차기 기술의 용도가 아니므로, 이 문제는 지도자에게 맡긴다.

주요 운동

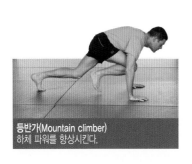
등반가(Mountain climber) 하체 파워를 향상시킨다.

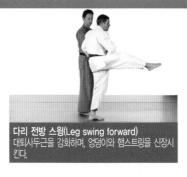
다리 전방 스윙(Leg swing forward) 대퇴사두근을 강화하며, 엉덩이와 햄스트링을 신장시킨다.

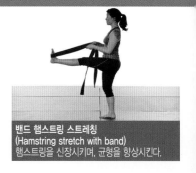
밴드 햄스트링 스트레칭 (Hamstring stretch with band) 햄스트링을 신장시키며, 균형을 향상시킨다.

주요 동적 근육

다리 신전, 발 족저굴곡과 후리기: 중둔근(안 보임), 대퇴사두근, 종아리 근육

몸 비틀기 및 회전: 복근

주요 정적 근육

대퇴사두근, 종아리 근육

주요 운동 사슬

후방, 엉덩이 회전, 어깨 회전 및 다리 신전 운동 사슬

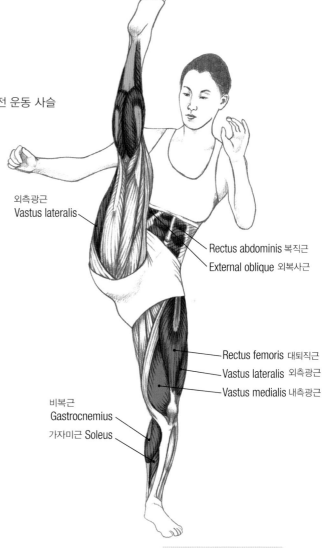

외측광근
Vastus lateralis

Rectus abdominis 복직근
External oblique 외복사근

Rectus femoris 대퇴직근
Vastus lateralis 외측광근
Vastus medialis 내측광근

비복근
Gastrocnemius
가자미근 Soleus

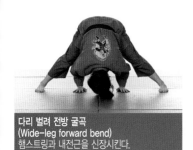

**다리 벌려 전방 굴곡
(Wide-leg forward bend)**
햄스트링과 내전근을 신장시킨다.

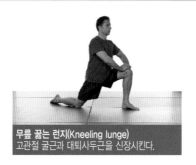

무릎 꿇는 런지(Kneeling lunge)
고관절 굴근과 대퇴사두근을 신장시킨다.

Comments

1) 이 차기 기술이 무릎이나 그 근처에서 강하게 막히지 않도록 주의해야 하는데, 심한 무릎 염좌를 일으킬 수 있기 때문이다.

안 반달차기(Out-To-In Crescent)

안 반달차기와 앞서 소개한 바깥 반달차기는 흔히 함께 가르치지만 요구되는 근력이 다르고 용도도 다른 경향이 있다. 안 반달차기는 둘 중에서도 더 약한데, 신체의 바깥쪽에서 안쪽으로 다리를 스윙하는 동작이 다리 내전근을 사용하고 이 근육이 외전근(즉 중둔근)만큼 강하지 않기 때문이다. 이러한 차기 기술은 흔히 후려 막기, 채찍처럼 후려갈기듯이 하는 타격에 그리고 찍어차기의 수행을 위한 준비 기술로 사용한다.

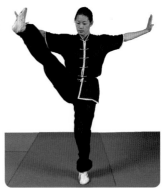

스피드(10점상 7점)

안 반달차기에서는 엉덩이 및 어깨의 회전과 마지막으로 차는 다리를 무릎에서 안쪽으로 젖히는 것이 대부분의 스피드를 생성한다.

파워(10점상 5점)

안 반달차기의 파워 전달은 차는 발의 부위 사용에 크게 의존한다. 대부분의 사람은 발바닥의 모서리가 표적을 타격하도록 차기를 하지만, 이 부위는 크고 비교적 부드러운 표면이다. 일부 사람은 발가락을 약간 안쪽으로 돌린 채 타격함으로써 발볼이 표적을 타격하도록 해 가격의 충격을 증가시킨다. 아울러 뛰어 차거나 돌려 차면 파워가 증가할 수 있다.

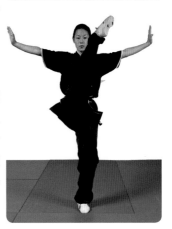

정확성(10점상 5점)

안 반달차기에서는 후려차는 특성으로 인해 대상 부위가 넓기 때문에 정확성은 크게 중요하지 않다. 일부는 여기에 예외가 있다고 주장하며, 안 반달차기를 이용하여 무기를 들고 있는 손의 방향을 트는 시범을 예로 든다. 이는 보편적으로 수용된 안 반달차기 기술의 용도가 아니므로, 이 문제는 지도자에게 맡긴다.

주요 운동

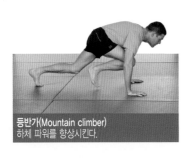

등반가(Mountain climber)
하체 파워를 향상시킨다.

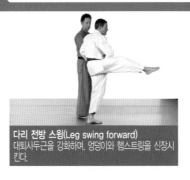

다리 전방 스윙(Leg swing forward)
대퇴사두근을 강화하며, 엉덩이와 햄스트링을 신장시킨다.

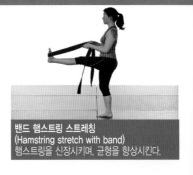

밴드 햄스트링 스트레칭 (Hamstring stretch with band)
햄스트링을 신장시키며, 균형을 향상시킨다.

주요 동적 근육
다리 신전 및 후리기: 내전근, 박근, 봉공근(안 보임), 대퇴사두근(안 보임), 종아리 근육
몸 비틀기 및 회전: 복근

주요 정적 근육
대퇴사두근, 종아리 근육

주요 운동 사슬
후방, 엉덩이 회전, 어깨 회전 및
다리 신전 운동 사슬

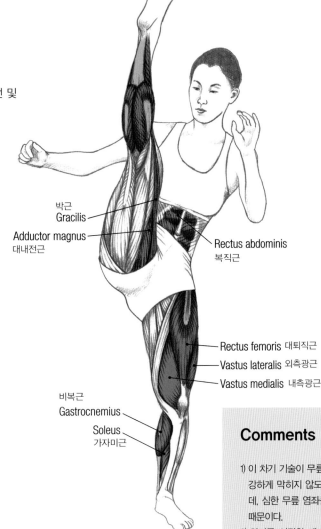

박근
Gracilis

Adductor magnus
대내전근

Rectus abdominis
복직근

Rectus femoris 대퇴직근
Vastus lateralis 외측광근
Vastus medialis 내측광근

비복근
Gastrocnemius

Soleus
가자미근

Comments

1) 이 차기 기술이 무릎이나 그 근처에서 강하게 막히지 않도록 주의해야 하는데, 심한 무릎 염좌를 일으킬 수 있기 때문이다.
2) 차기를 시작할 때 차는 측면의 복사근이 엉덩이의 들림과 회전을 시작하게 한다.
3) 안 반달차기는 때로 현란한 연속동작으로 사용되는데, 예를 들어 안 반달차기를 하여 안쪽으로 나선형을 그린 다음 들이 당겨 옆차기나 뒤차기로 내뻗는다. 이러한 원형 및 선형 차기로 이루어지는 연속동작을 하려면 복잡한 일련의 운동 사슬이 한 동작을 정지시키고 그 움직임을 이용하여 다음 움직임으로 파워를 실어야 한다.

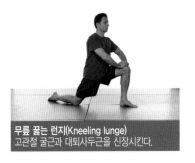

전방 굴곡(Forward bend)
햄스트링, 종아리 근육과 엉덩이를 신장시킨다.

무릎 꿇는 런지(Kneeling lunge)
고관절 굴근과 대퇴사두근을 신장시킨다.

옆차기(Side Kick)

옆차기는 무술에서 3가지 대표적인 차기 기술(앞차기, 돌려차기와 옆차기)의 하나로, 널리 가르치고 있고 응용동작이 상당히 많다. 옆차기는 앞차기의 정확성과 뒤차기의 파워를 접목시킨 아주 정확하고 강한 기술이다.

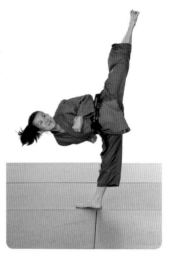

스피드(10점상 6점)

옆차기에서는 파워를 위해 스피드를 내놓는다. 무릎을 접어 올려 쭉 뻗으면 차기에 파워가 증가하지만 가격은 느려진다. 앞쪽 다리 옆차기는 대개 무릎을 그리 심하게 접지 않으므로 아주 빠르지만 뒤쪽 다리 옆차기보다 덜 강하며, 다리와 늑골에 대해 그리고 공격을 차단하는 차기 기술로 사용한다.

파워(10점상 8점)

옆차기에서 대부분의 파워는 엉덩이 회전과 차는 다리의 신전 및 추진에서 나온다. 기타 지지하는 다리의 추진과 몸통 근육의 긴장도 차기에 체중이 실릴 수 있도록 해 중요한 기여를 한다. 이단 옆차기와 돌아 옆차기는 표준 서서 차기보다 현저히 더 강한 2가지 흔한 응용동작이다. 또한 공중으로 도약하는 날아 옆차기도 더 강하지만 단점이 있다. 일단 체공 상태이면, 차기의 궤적이 정해져 이 기술은 되받아치기가 보다 쉽다. 오른쪽 그림에서처럼 상단 차기는 시합에서 흔하지만 자기방어 상황에서 하단 되받아 차기에 취약하다.

정확성(10점상 6점)

정확성은 중요하나, 옆차기에서는 고도의 파워로 인해 표적 겨냥이 약간 덜 중요해진다. 전신을 차기로 추진하는 조화가 중요하다. 많은 사람이 차는 다리와 엉덩이는 잘 작용하도록 하지만, 지지하는 다리와 체중을 조화시키는 데는 심혈을 덜 기울인다. 예를 들어 지지하는 다리가 표적에 너무 가까이 위치하면 이 다리가 표적으로 추진할 위치에 있지 않기 때문에 가격 시 뒤로 나가떨어질 것이다.

주요 운동

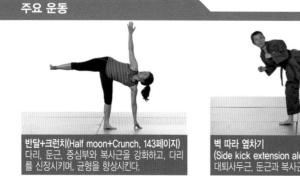

반달+크런치(Half moon+Crunch, 143페이지)
다리, 둔근, 중심부와 복사근을 강화하고, 다리를 신장시키며, 균형을 향상시킨다.

벽 따라 옆차기
(Side kick extension along wall, 145페이지)
대퇴사두근, 둔근과 복사근을 강화한다.

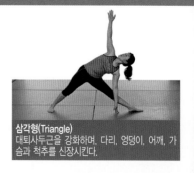

삼각형(Triangle)
대퇴사두근을 강화하며, 다리, 엉덩이, 어깨, 가슴과 척추를 신장시킨다.

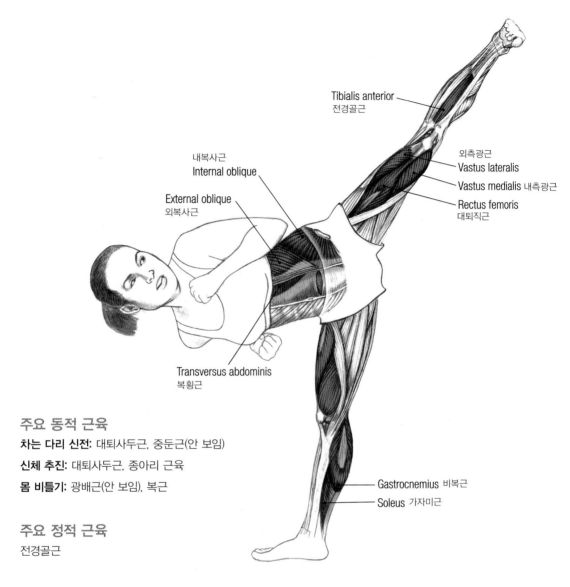

Tibialis anterior
전경골근

Internal oblique
내복사근

External oblique
외복사근

외측광근
Vastus lateralis

Vastus medialis 내측광근

Rectus femoris
대퇴직근

Transversus abdominis
복횡근

Gastrocnemius 비복근
Soleus 가자미근

주요 동적 근육
차는 다리 신전: 대퇴사두근, 중둔근(안 보임)
신체 추진: 대퇴사두근, 종아리 근육
몸 비틀기: 광배근(안 보임), 복근

주요 정적 근육
전경골근

주요 운동 사슬
측면, 엉덩이 회전 및 다리 신전 운동 사슬

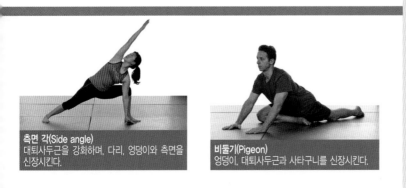

측면 각(Side angle)
대퇴사두근을 강화하며, 다리, 엉덩이와 측면을 신장시킨다.

비둘기(Pigeon)
엉덩이, 대퇴사두근과 사타구니를 신장시킨다.

Comments

1) 엉덩이의 유연성은 일반적으로 나이가 들면서 감소한다. 앞차기와 뒤차기는 이러한 변화의 영향을 덜 받지만, 돌려차기와 옆차기 같은 기타 기술은 현저한 영향을 받는다. 이와 같은 추세에 대응하기 위해서는 규칙적인 스트레칭에 시간을 할애해야 한다.

뒤차기(Back Kick)

뒤차기는 일반적인 차기 기술로, 널리 가르치고 있고 응용동작이 상당히 많다. 뒤차기는 강한 등 및 둔부 근육을 사용하기 때문에 앞차기와 옆차기보다 더 강하나, 이들 차기만큼의 정확성은 없다.

스피드(10점상 5점)

뒤차기에서는 육중한 근육이 사용돼 기타 차기 기술보다 더 느리나, 이러한 스피드의 상대적인 부족은 흔히 몸을 회전시키는 큰 동작에 의해 묻힌다.

파워(10점상 9점)

뒤차기에서 대부분의 파워는 엉덩이 회전 그리고 차는 다리와 지지하는 다리의 추진에서 나온다. 또한 몸통 근육의 긴장도 차기에 체중을 추가해 중요한 기여를 한다. 돌아 뒤차기와 뛰고 돌아 뒤차기는 2가지 흔한 응용동작으로 서서 차기보다 현저히 더 강하다.

정확성(10점상 6점)

정확성은 중요하나, 뒤차기에서는 고도의 파워로 인해 표적 겨냥이 다소 덜 중요해진다. 주요 표적은 상대의 무게중심 근처이며, 이 부위는 차기 기술이 부분적으로 막힐 지라도 여전히 타격을 입힌다. 기타 표적은 머리에서 아래로 넓적다리까지이다. 옆차기에서처럼, 많은 사람이 차는 다리와 엉덩이는 잘 작용하도록 하지만 지지하는 다리와 체중을 조화시키는 데는 덜 집중한다. 예를 들어 지지하는 다리가 표적에 너무 가까이 위치하면 이 다리가 표적으로 추진할 위치에 있지 않기 때문에 가격 시 뒤로 나가떨어질 것이다.

주요 운동

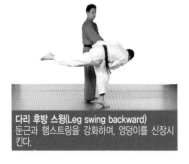

다리 후방 스윙(Leg swing backward)
둔근과 햄스트링을 강화하며, 엉덩이를 신장시킨다.

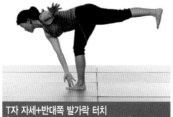

T자 자세+반대쪽 발가락 터치
(T+Opposite toe touch, 146페이지)
균형을 기르며, 다리와 중심부를 강화한다.

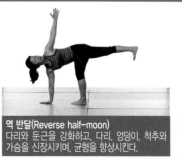

역 반달(Reverse half-moon)
다리와 둔근을 강화하고, 다리, 엉덩이, 척추와 가슴을 신장시키며, 균형을 향상시킨다.

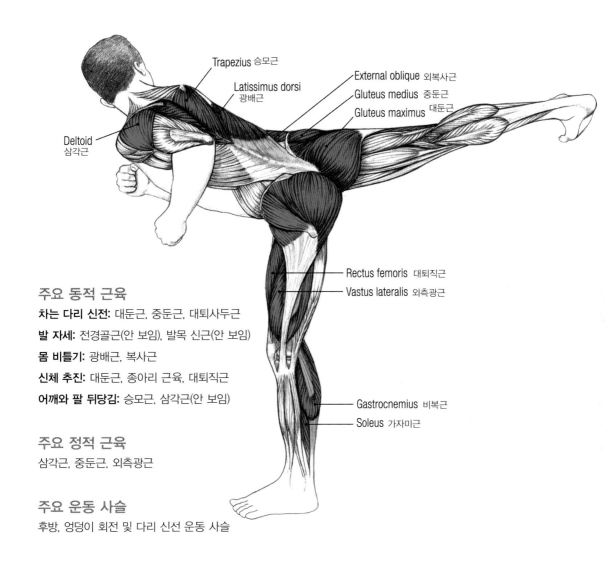

Trapezius 승모근
Latissimus dorsi 광배근
External oblique 외복사근
Gluteus medius 중둔근
Gluteus maximus 대둔근
Deltoid 삼각근
Rectus femoris 대퇴직근
Vastus lateralis 외측광근
Gastrocnemius 비복근
Soleus 가자미근

주요 동적 근육

차는 다리 신전: 대둔근, 중둔근, 대퇴사두근

발 자세: 전경골근(안 보임), 발목 신근(안 보임)

몸 비틀기: 광배근, 복사근

신체 추진: 대둔근, 종아리 근육, 대퇴직근

어깨와 팔 뒤당김: 승모근, 삼각근(안 보임)

주요 정적 근육

삼각근, 중둔근, 외측광근

주요 운동 사슬

후방, 엉덩이 회전 및 다리 신선 운동 사슬

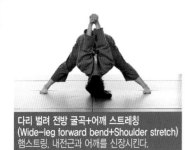

다리 벌려 전방 굴곡+어깨 스트레칭
(Wide-leg forward bend+Shoulder stretch)
햄스트링, 내전근과 어깨를 신장시킨다.

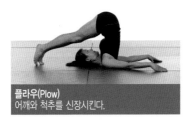

플라우(Plow)
어깨와 척추를 신장시킨다.

Comments

1) 신체 라인을 변경시키면 차기의 표적
   도 변화한다. 스포츠 중심 무술은 흔히
   상단 표적을 강조하지만, 하단 표적이
   가르치기가 더 쉽고 자기방어에 적용
   할 경우가 더 많다.

뛰어 돌려차기(Jumping Roundhouse Kick)

뛰어 돌려차기, 뛰어 가위 돌려차기와 뛰고 돌아 돌려차기는 돌려차기의 흔한 응용동작이다. 이들 고난도 차기 기술을 터득할 뿐만 아니라 언제 그리고 어떻게 상대에게 사용해야 하는지를 배우기 위해서는 상당한 연습을 해야 한다. 여기서는 뒤쪽 다리 뛰어 돌려차기를 설명한다.

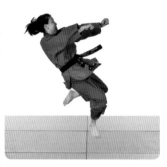

스피드(10점상 7점)

뛰어 돌려차기의 스피드는 궁극적으로 엉덩이를 회전시키는 것 그리고 무릎을 접었다 발을 내뻗는 것과 함수 관계에 있다. 그러나 어깨와 팔에 의해 생성되는 역 회전우력(counter torque)과 같이 기타 많은 요인이 스피드의 증가를 보조한다.

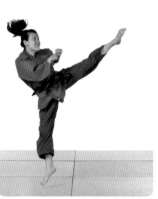

파워(10점상 8점)

뛰어 돌려차기에서는 위로 뛰기에 이은 비틀기에서 추가로 파워가 생기는데, 표준 돌려차기에서는 이 둘을 사용하지 않는다.

정확성(10점상 6점)

5가지 운동 사슬이 조화를 이룬다는 점은 뛰어 돌려차기에서 신체의 복잡한 상호작용을 나타내며, 게다가 초기의 뛰기에서도 조화가 요구된다. 일련의 깔끔하고 강한 뛰어 돌려차기는 많은 고난도 무술의 흔한 목표이며, 이 기술을 터득하고 유지하는 데는 유난히 오랜 기간이 걸린다.

주요 운동

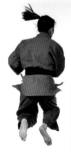

180/360도 회전 점프 (Jump with 180/360-degree turn, 144페이지) 하체 폭발력과 비틀기 제어를 향상시킨다.

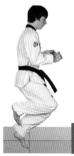

한발 뛰기(One-leg hop) 하체 폭발력을 향상시킨다.

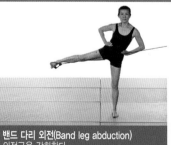

밴드 다리 외전(Band leg abduction) 외전근을 강화한다.

주요 동적 근육

뛰기(그림 없음): 대퇴사두근, 종아리 근육

차는 다리 신전: 대퇴사두근

차는 다리 측면 들어올리기: 중둔근(안 보임),

대퇴근막장근(안 보임)

몸 비틀기: 흉근, 복사근

주요 정적 근육

종아리 근육, 복직근, 광경근/흉쇄유돌근

주요 운동 사슬

후방, 측면, 엉덩이 회전, 어깨 회전 및

다리 신전 운동 사슬

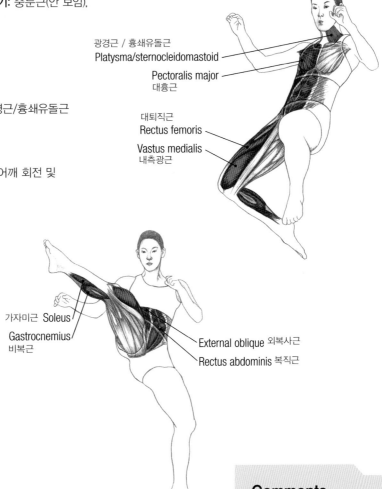

광경근 / 흉쇄유돌근
Platysma/sternocleidomastoid

Pectoralis major
대흉근

대퇴직근
Rectus femoris

Vastus medialis
내측광근

가자미근 Soleus

Gastrocnemius
비복근

External oblique 외복사근

Rectus abdominis 복직근

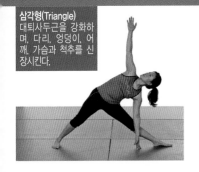

삼각형(Triangle) 대퇴사두근을 강화하며, 다리, 엉덩이, 어깨, 가슴과 척추를 신장시킨다.

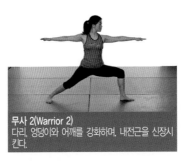

무사 2(Warrior 2) 다리, 엉덩이와 어깨를 강화하며, 내전근을 신장시킨다.

Comments

1) 뛰어 돌려차기를 처음 배울 때에는 대부분이 앞으로 뛰어 돌려차는 법을 배운다. 또한 일부는 뒤로 뛰어 돌려차는 법도 배워 공간을 더 확보함으로써 차는 다리가 공격하는 상대에 의해 차단되지 않도록 한다. 어쨌든 착지할 때에는 주의해야 한다. 뛰기와 비틀기의 연속동작으로 인해 지지하는 다리가 비틀리고 손상을 입는 경우가 드물지 않다.

2) 모든 뛰기 기술에서처럼 체공 상태에서는 되받아치기에 취약하다는 점을 알아야 한다.

돌아 발꿈치차기(Spinning Heel Kick)

보기에 아름다운 이 시합 차기 기술은 대단히 강하다. 돌아 발꿈치차기 는 가격 시간이 다소 길기 때문에 보통 되받아 차기로 사용한다. 대개 공격에서 반대쪽으로 강한 회전이 이루어지므로 이러한 되받아 차기는 공격 시발점을 예측하기 힘들어 막기가 어렵다. 그러나 지지하는 다리 와 사타구니의 취약성으로 인해 이런 차기 기술은 자기방어 상황에서 그리고 다리 및/혹은 사타구니 공격이 허용되는 시합에서 덜 흔히 사 용된다.

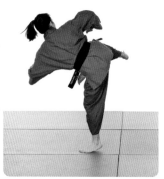

스피드(10점상 9점)
돌아 발꿈치차기에서는 공격을 성공시킬 시한이 아주 짧기 때문에 스 피드가 극히 중요하다. 타이밍이 맞지 않으면 되받아치기를 방어하기에 나쁜 자세에 처할 수 있다.

파워(10점상 7점)
신체 회전이 대부분의 파워를 생성하며, 팔과 그 다음 몸 비틀기가 회 전의 파워에 기여한다. 차는 다리는 완전히 펴지지는 않으며(차는 다리 의 과신전은, 특히 송판을 찰 경우에 초보자에게 흔한 부상의 원인이 다), 초기에는 엉덩이가 상당히 구부러져 있다. 차는 다리는 가격 전에

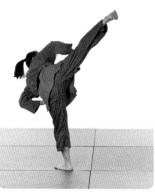

대략 45도이면 엉덩이에서 예리하지만 강한 다리 신전을 통해 표적을 가격하면서 가속하게 된다.

정확성(10점상 5점)
돌아 발꿈치차기는 많은 연습을 요하며, 특히 균형 잡힌 회전을 유지하기 위해 그렇다. 회전에는 신체의 강 한 측면 굴곡이 요구되는데, 차는 다리가 중둔근과 회전의 구심력을 이용해 필요한 높이로 들려야 하기 때 문이다.

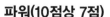

주요 운동

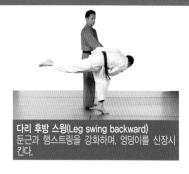

다리 후방 스윙(Leg swing backward)
둔근과 햄스트링을 강화하며, 엉덩이를 신장시 킨다.

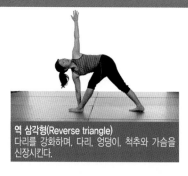

역 삼각형(Reverse triangle)
다리를 강화하며, 다리, 엉덩이, 척추와 가슴을 신장시킨다.

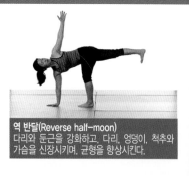

역 반달(Reverse half-moon)
다리와 둔근을 강화하고, 다리, 엉덩이, 척추와 가슴을 신장시키며, 균형을 향상시킨다.

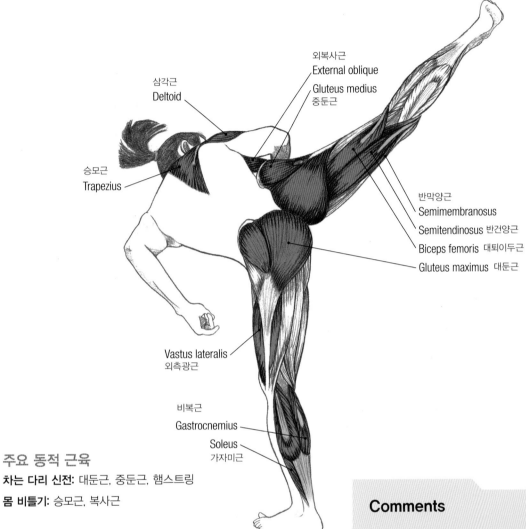

삼각근
Deltoid

승모근
Trapezius

외복사근
External oblique

Gluteus medius
중둔근

반막양근
Semimembranosus

Semitendinosus 반건양근

Biceps femoris 대퇴이두근

Gluteus maximus 대둔근

Vastus lateralis
외측광근

비복근
Gastrocnemius

Soleus
가자미근

주요 동적 근육
차는 다리 신전: 대둔근, 중둔근, 햄스트링
몸 비틀기: 승모근, 복사근

주요 정적 근육
대둔근, 중둔근, 대퇴사두근, 종아리 근육, 삼각근, 복직근(안 보임)

주요 운동 사슬
후방, 측면, 어깨 회전 및 엉덩이 회전 운동 사슬

Comments

1) 가장 강하게 차기 위해서는 차는 발의 높이를 어느 정도로 해야 하는지와 관련해 해묵은 의문이 있다. 우리는 이러한 의문을 해소하는 과학 연구를 본 적이 없지만, 우리의 경험으로 볼 때 중간 높이(엉덩이 약간 위) 정도로 표적을 타격하면 최대의 파워가 생성되는 것 같다. 사실이라면 이는 하단 및 상단 차기와 달리 중심부 근육이 중간 높이에서의 파워를 위해 보다 최적으로 위치한다는 사실에 기인할 수 있다. 이는 무술 파워에 관한 옛 '땅콩버터 병(peanut butter jar)' 이론으로 거슬러 올라간다. 즉 뚜껑이 끼여 안 열리는 땅콩버터 병을 열어달라고 건네받으면, 당신은 대개 뚜껑에 최대의 파워를 가하기 위해 병을 배꼽 앞에(가령 머리 위가 아니라) 대고 열 것이다.

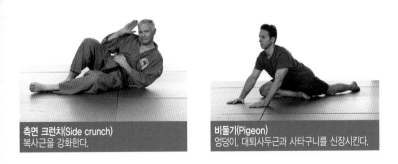

측면 크런치(Side crunch)
복사근을 강화한다.

비둘기(Pigeon)
엉덩이, 대퇴사두근과 사타구니를 신장시킨다.

돌아 하단 발꿈치차기(Low Spinning Heel Kick)

이러한 차기 기술은 흔히 빠른 및/혹은 강한 공격(대개
차기)으로 접근해온 상대에 대한 되받아 차기로 사용
한다. 몸을 갑자기 바닥으로 낮춰 회전시키므로 공격
시발점을 예측하기가 아주 어렵다. 공격을 받는 상대의
다리에 하중이 실려 있으면 차기를 견뎌내기가 어렵다
(위험하지는 않을지라도).

스피드(10점상 9점)

돌아 하단 발꿈치차기에서는 공격을 성공시킬 시한이
아주 짧기 때문에 스피드가 극히 중요하다. 타이밍이
맞지 않으면 되받아치기를 방어하기에 나쁜 자세에 처
할 수 있다.

파워(10점상 7점)

신체 회전이 대부분의 파워를 생성하며, 몸 비틀기가 회전의 파워에 기여한다. 차는 다리는 완전히 펴지지
는 않으며(차는 다리의 과신전은, 특히 송판을 찰 경우에 초보자에게 흔한 부상의 원인이다), 엉덩이가 상
당히 구부러진다. 차는 다리는 가격 전에 대략 45도이면 예리하지만 강한 다리 신전을 통해 상대의 다리를
가격하면서 가속하게 된다.

정확성(10점상 5점)

돌아 하단 발꿈치차기는 많은 연습을 요하며, 특히 균형 잡힌 회전을 유지하기 위해 그렇다. 회전에는 신체
의 강한 측면 굴곡이 요구되는데, 차는 다리가 대부분 중둔근에 의해 바닥에서 들려 있기 때문이다.

주요 운동

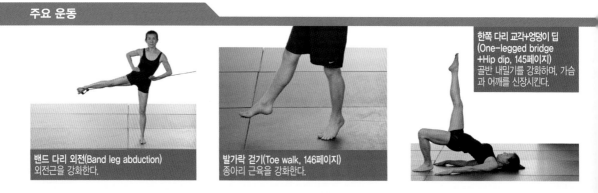

밴드 다리 외전(Band leg abduction)
외전근을 강화한다.

발가락 걷기(Toe walk, 146페이지)
종아리 근육을 강화한다.

한쪽 다리 교각+엉덩이 딥
(One-legged bridge
+Hip dip, 145페이지)
골반 내밀기를 강화하며, 가슴
과 어깨를 신장시킨다.

주요 동적 근육

차는 엉덩이 신전: 대둔근

몸 비틀기: 복사근

주요 정적 근육

중둔근, 햄스트링, 종아리 근육(안 보임),

대퇴사두근(지지하는 다리, 안 보임)

주요 운동 사슬

후방, 측면, 엉덩이 회전 및 어깨 회전 운동 사슬

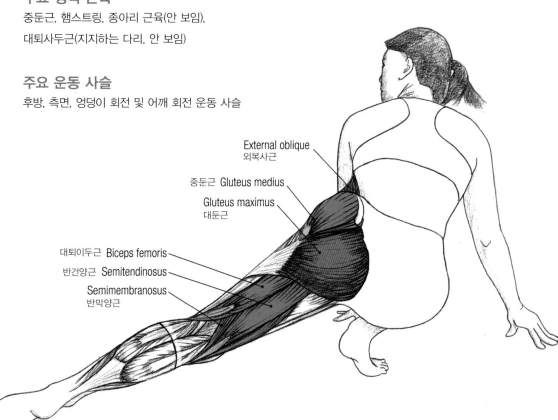

External oblique
외복사근

중둔근 Gluteus medius

Gluteus maximus
대둔근

대퇴이두근 Biceps femoris

반건양근 Semitendinosus

Semimembranosus
반막양근

Comments

1) 지지하는 발의 볼로 몸을 회전시키면 차는 거리가 확장되나, 균형을 유지하기가 더 어렵다. 일부 사람은 균형을 잡기가 보다 쉽기 때문에 지지하는 다리의 무릎으로 회전시키는 것을 선호하지만, 이렇게 하면 차는 거리가 넓적다리 길이 정도로 준다. 또한 이 응용 동작은 무릎으로 빠르게 몸을 낮추면 심한 손상을 일으킬 수 있기 때문에 무릎에 아주 거친 동작이기도 하다.

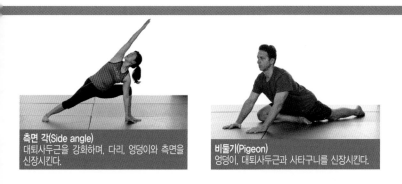

측면 각(Side angle)
대퇴사두근을 강화하며, 다리, 엉덩이와 측면을 신장시킨다.

비둘기(Pigeon)
엉덩이, 대퇴사두근과 사타구니를 신장시킨다.

CHAPTER 3
메치기 THROWS

이 장에서 소개하는 메치기는 아주 기본적이나, 평균적인 메치기의 복잡성으로 인해 이 장은 쓰기가 가장 어려웠다. 이 책의 전제는 특정한 기술에서 사용되는 주요 근육을 부각시켜 설명하는 것이지만, 메치기에는 여러 단계가 있고 각각의 단계는 서로 다른 일련의 주요 근육을 사용한다. 지면 제약으로 인해 우리는 메치기 과정에서 상대의 균형을 빼앗는 단계와 기술을 걸기 쉬운 자세를 취하는 단계 대신, 마지막으로 기술을 거는 단계에 초점을 둔다.

우리는 다양한 메치기를 선정하여 기본적인 메치기 기술의 서로 다른 특징을 보여준다. 발뒤축후리기(minor outer reap), 빗당겨치기(forward body drop) 등 일부는 고도의 정확성을 요구한다. 허리후리기(sweeping hip throw), 어깨로 메치기(front fireman's throw) 등 다른 일부는 근력을 더 많이 요구한다. 업어치기(shoulder throw)와 빗당겨치기에서는 상대로 등을 돌려야 하는 반면, 다리 들어 메치기(rice bale throw), 발뒤축후리기 등은 마주보고 이루어진다. 마지막으로, 어깨로 메치기 등 일부는 측면으로 이루어진다.

가장 단순하게 보아 '평균적인' 메치기는 상대의 균형을 빼앗는 단계, 기술을 걸기 쉬운 자세를 취하는 단계, 기술을 거는 단계 등 3단계로 나뉜다. 이 장에서 소개하는 9가지 메치기(손목뒤집기[snapover]는 실제의 메치기 자체라기보다는 여러 메치기를 위한 마무리 동작이지만) 각각에서는 메치기의 기술 걸기 단계를 강조하나, 균형을 빼앗는 단계에서 요구되는 팔 당기기처럼 초기 동작에 사용되는 주요 근육을 보여주는 경

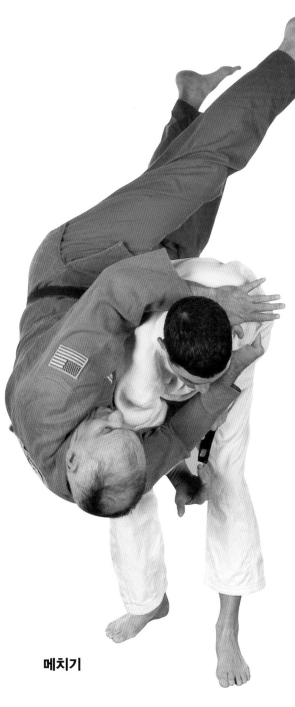

우도 간혹 있다. 그러나 메치기 기술
의 기타 측면은 터득하기 어렵거나 경
지에 오르기까지 집중적인 운동을 요
하는 경우가 드물지 않다. 예를 들어
어깨로 메치기와 다리 들어 메치기에
서 상대를 들기 위해서는 근력, 균형
과 타이밍이 요구되며, 빗당겨치기의
마무리 동작에서도 메친 상대의 손목
을 뒤집기 위해서는 근력, 균형과 타이
밍이 요구된다. 이러한 측면은 이 장에
서 간략히 설명한다.

메치기

- 배대뒤치기
- 밭다리후리기
- 발뒤축후리기
- 빗당겨치기
- 업어치기
- 손목뒤집기
- 허리후리기
- 다리 들어 메치기
- 어깨로 메치기

배대뒤치기(Stomach Throw)

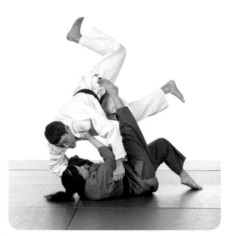

이 메치기는 공격 기술로 수행할 수 있지만, 흔히 내딛거나 공격하는 상대에 대해 방어 기술로 사용한다.

스피드(10점상 4점)
배대뒤치기를 공격 기술로 수행할 경우에는 적어도 메치기로 들어가기 위해 대개 상대의 하중 밑으로 위치하는데 높은 스피드가 필요하다. 방어 기술로 수행할 경우에는 상대의 스피드 및 파워와 조화를 이루어야 하므로 흔히 동작이 더 느리다. 이렇게 스피드와 파워를 조화시키면 상대의 힘을 역이용할 수 있다.

파워(10점상 7점)
대부분의 파워는 메치기의 2가지 측면에 의해 생성된다.
앞으로 당기기: 상대가 성급히 공격하지 않는 한, 당신은 상대를 앞으로 당겨 균형을 무너뜨려야 상대의 하중 밑으로 밀려들어갈 수 있다.
다리 신전: 상대의 균형이 무너졌을 때 다리를 뻗어 상대의 몸을 바닥에서 들어 올린다. 엉덩이를 내밀면 다리 신전을 강조할 수 있다.

정확성(10점상 8점)
제대로 이루어지면 배대뒤치기는 원을 그려, 메치는 사람과 상대의 몸이 바퀴의 외륜을 형성하고 뻗는 다리가 바퀴살 역할을 한다. 이 때문에 이 기술은 때로 원형 메치기(circle throw)라 한다. 몸 비틀기는 각을 이루어 상대의 밑으로 눕고 다리를 뻗으면서 상대를 앞쪽으로 그리고 반대쪽 어깨 위로 당기는 연속동작으로, 상대가 자신을 덮치지 못하도록 한다. 이러한 요소들은 메치기 상황에 따라 중요성이 변화한다.

주요 운동

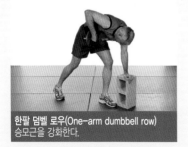
한팔 덤벨 로우(One-arm dumbbell row)
승모근을 강화한다.

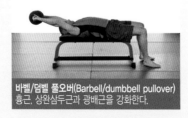
바벨/덤벨 풀오버(Barbell/dumbbell pullover)
흉근, 상완삼두근과 광배근을 강화한다.

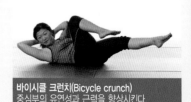
바이시클 크런치(Bicycle crunch)
중심부의 유연성과 근력을 향상시킨다.

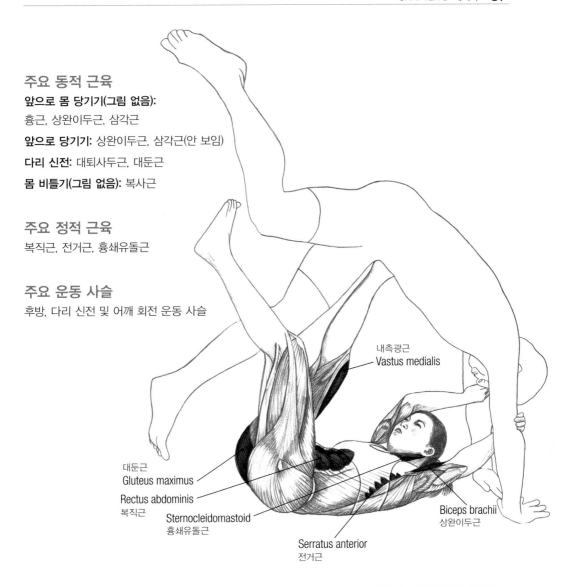

주요 동적 근육

앞으로 몸 당기기(그림 없음):
흉근, 상완이두근, 삼각근

앞으로 당기기: 상완이두근, 삼각근(안 보임)

다리 신전: 대퇴사두근, 대둔근

몸 비틀기(그림 없음): 복사근

주요 정적 근육

복직근, 전거근, 흉쇄유돌근

주요 운동 사슬

후방, 다리 신전 및 어깨 회전 운동 사슬

내측광근
Vastus medialis

대둔근
Gluteus maximus

Rectus abdominis
복직근

Sternocleidomastoid
흉쇄유돌근

Serratus anterior
전거근

Biceps brachii
상완이두근

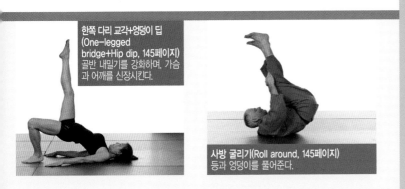

한쪽 다리 교각+엉덩이 딥
(One-legged
bridge+Hip dip, 145페이지)
골반 내밀기를 강화하며, 가슴
과 어깨를 신장시킨다.

사방 굴리기(Roll around, 145페이지)
등과 엉덩이를 풀어준다.

Comments

1) 이 메치기는 때로 '캡틴 커크 메치기
(Captain Kirk throw)'라 하는데, 영화
'스타트렉'에서 커크 함장이 여러 번
이 기술을 구사하였기 때문이다.

2) 초보자에서 가장 흔한 실수는 상대
를 자신의 뒤로 당겨 넘기는 대신 자
신의 위로 당겨 내리는 것이다. 일부
지도자는 이를 '타이어 빵구 내기'라
하는데, 이렇게 하면 올바른 원형 동
작이 납작한 선형 동작으로 바뀌기
때문이다.

밭다리후리기(Major Outer Reap)

아마도 초보자에게 가르치기에 가장 단순하고도 가장 안전한 메치기인 밭다리후리기는 흔히 가장 먼저 가르치는 메치기 기술의 하나이다. 이 기술은 대개 이차 메치기 또는 메치기에 대한 되받아치기로 사용하면 가장 효과적이다.

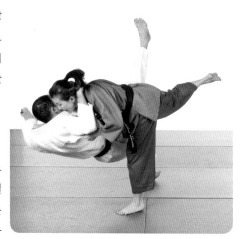

스피드(10점상 6점)

되받아치기 기술로 사용할 경우에 이 메치기의 스피드는 흔히 그 무엇보다도 상대의 스피드와 파워에 의해 결정된다. 예를 들어 상대가 급격히 자신을 당길 때에는 상대의 당기는 동작과 조화를 이루는 메치기 자세를 빠르고 강하게 취해야 한다.

파워(10점상 8점)

파워를 생성하는 2가지 주요 요인은 다음과 같다.

몸 비틀기: 밭다리후리기에서는 강하게 상대와의 거리를 좁히면서 상대를 안으로 그리고 측면으로 당겨 어깻죽지가 닿도록 한다. 접촉 순간 한쪽 팔로 당기고 다른 쪽 팔로는 밀면서 상대를 비틀어 균형을 무너뜨린다.

다리 후리기: 어깨를 비틀 때 약간 구부린 안쪽 다리로 상대의 다리를 한쪽 또는 양쪽 모두 후린다. 이러한 후리기는 다리 스윙에 의해 파워를 낼 뿐만 아니라 몸의 전방 경사에 의해서도 추진된다.

정확성(10점상 5점)

자신과 상대의 몸 사이 거리를 좁히는 것이 중요하다. 적게는 몇 센티미터라도 떨어져 있는 상대에게 후리기를 시도하면 이 기술의 효과가 크게 떨어질 수 있다. 또한 상대의 다리를 죽 후리거나 내려치는 것이 아주 중요하다. 초보자는 흔히 충분히 멀리 후리지 못하며, 이는 상대에게 메치기를 당하는 대신 잃은 균형을 되찾는 기회를 준다.

주요 운동

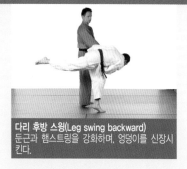

다리 후방 스윙(Leg swing backward) 둔근과 햄스트링을 강화하며, 엉덩이를 신장시킨다.

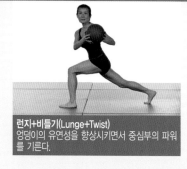

런지+비틀기(Lunge+Twist) 엉덩이의 유연성을 향상시키면서 중심부의 파워를 기른다.

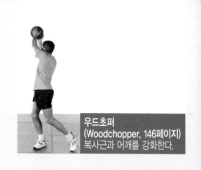

우드초퍼 (Woodchopper, 146페이지) 복사근과 어깨를 강화한다.

주요 동적 근육
신체 추진: 대퇴사두근(안 보임), 종아리 근육
몸 안으로 당기기 및 비틀기: 흉근(안 보임),
상완이두근(안 보임), 삼각근, 광배근, 복사근,
복직근(안 보임)
다리 후리기: 대둔근, 햄스트링

주요 정적 근육
종아리 근육

주요 운동 사슬
후방 및 어깨 회전 운동 사슬

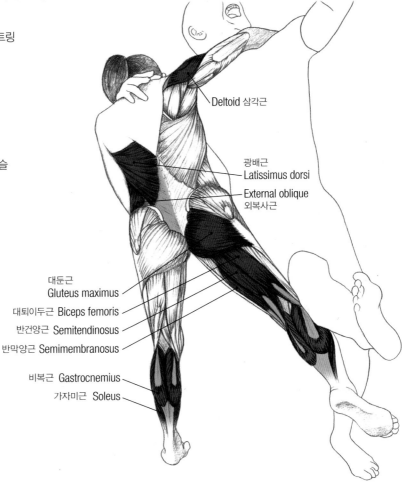

Deltoid 삼각근

광배근
Latissimus dorsi

External oblique
외복사근

대둔근
Gluteus maximus

대퇴이두근 Biceps femoris

반건양근 Semitendinosus

반막양근 Semimembranosus

비복근 Gastrocnemius

가자미근 Soleus

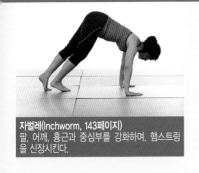

자벌레(Inchworm, 143페이지)
팔, 어깨, 흉근과 중심부를 강화하며, 햄스트링
을 신장시킨다.

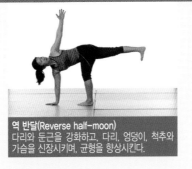

역 반달(Reverse half-moon)
다리와 둔근을 강화하고, 다리, 엉덩이, 척추와
가슴을 신장시키며, 균형을 향상시킨다.

Comments

1) 밭다리후리기를 너무 강하고 빠르게
   해 메치는 사람이 앞으로 기울고 상
   대보다 먼저 쓰러지는 경우가 드물지
   않다.
2) 상대의 균형을 무너뜨리기 위해서는
   지지하는 다리로 추진하는 것이 중요
   하다.

발뒤축후리기(Minor Outer Reap)

이러한 근접 메치기를 성공적으로 수행하려면 타이밍과 전신 몰입이 요구된다. 이 기술은 파워에 크게 의존하지 않으며, 이에 따라 이 까다로운 동작을 터득하려 할 때 면밀한 타이밍을 배우는 것이 한층 더 중요해진다.

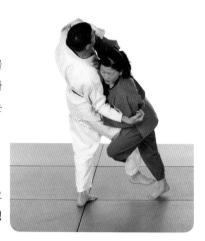

스피드(10점상 7점)

스피드는 이 기술의 타이밍을 상대의 움직임과 맞추기 위해 요구된다. 바깥에서 안으로 후리기는 아주 강하지 않으므로 그 성공은 스피드와 타이밍에 달려 있다.

파워(10점상 3점)

파워는 주로 팔 움직임에 의해 생성된다. 후리는 다리 쪽의 팔로 뒤로 당기면서 다른 쪽 팔로는 앞으로 밀며, 이 모두는 상대를 비틀어 균형을 잃게 하기 위함이다. 또한 다리도 서로 반대의 동작을 취한다. 즉 앞쪽 다리는 바깥쪽에서 안쪽으로 후리고 뒤쪽 다리는 펴지면서 상대를 강하게 몰아간다.

정확성(10점상 8점)

말이 너무 일반적이라는 위험이 있긴 하지만, 메치기의 파워가 떨어질수록 타이밍이 더 중요해진다고 말할 수 있다. 발뒤축후리기는 이 말의 전형적인 예이다. 팔과 다리를 모두 비틀고 아울러 이러한 움직임의 타이밍을 상대의 움직임과 맞추어야 하므로, 이 메치기는 터득하기가 더 어려운 기술의 하나이다.

주요 운동

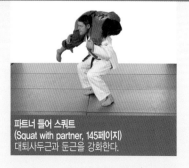
파트너 들어 스쿼트
(Squat with partner, 145페이지)
대퇴사두근과 둔근을 강화한다.

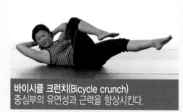
바이시클 크런치(Bicycle crunch)
중심부의 유연성과 근력을 향상시킨다.

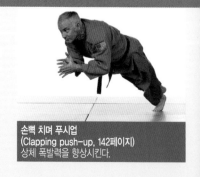
손뼉 치며 푸시업
(Clapping push-up, 142페이지)
상체 폭발력을 향상시킨다.

주요 동적 근육
팔 당기기(그림에서 왼팔): 삼각근, 승모근

팔 밀기(그림에서 오른팔): 흉근,
상완삼두근(안 보임), 삼각근

어깨 비틀기 및 측면 추진: 복사근, 광배근

다리 후리기: 봉공근, 햄스트링(안 보임)

신체 추진: 대퇴사두근, 종아리 근육

주요 정적 근육
복직근, 상완이두근, 상완근,
상완삼두근

주요 운동 사슬
후방, 측면, 다리 신전 및
어깨 회전 운동 사슬

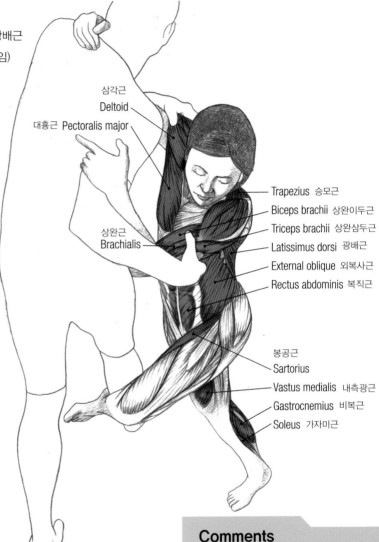

삼각근
Deltoid

대흉근 Pectoralis major

Trapezius 승모근

Biceps brachii 상완이두근

Triceps brachii 상완삼두근

상완근
Brachialis

Latissimus dorsi 광배근

External oblique 외복사근

Rectus abdominis 복직근

봉공근
Sartorius

Vastus medialis 내측광근

Gastrocnemius 비복근

Soleus 가자미근

Comments

1) 봉공근이 후리는 다리의 움직임에 큰 역할을 하나, 이는 비교적 약한 근육이고 도움 없이는 메치기를 수행할 수 없다. 즉 상대의 균형을 무너뜨리고 후리기를 거는 상대의 다리에서 최소한 부분적으로라도 상대의 하중을 옮기려면 몸을 움직이고 팔을 밀고 당겨야 한다.

2) 메치기를 조화시키려면 양손과 후리는 발이 큰 원의 외연을 돌면서 파워를 낸다고 생각한다.

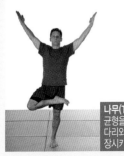

나무(Tree)
균형을 향상시키며, 다리와 엉덩이를 신장시키고 강화한다.

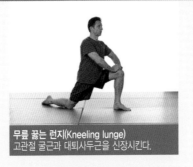

무릎 꿇는 런지(Kneeling lunge)
고관절 굴근과 대퇴사두근을 신장시킨다.

빗당겨치기(Forward Body Drop)

흔히 손 메치기라고 하는 빗당겨치기는 그리 파워에 의존하지 않으므로, 이 기술의 성공적인 구사에는 스피드와 정확성이 모두 필수적이다. 기타 덜 강한 동작처럼 빗당겨치기도 대개 방어적이거나 대응적인 메치기로 상대의 파워를 역이용해 수행된다.

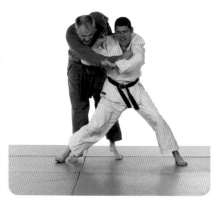

스피드(10점상 9점)

자기 몸의 움직임이 상대의 몸 움직임과 조화를 이루려면 스피드가 필수적이다. 빗당겨치기는 큰 움직임을 요한다. 즉 엉덩이와 몸을 돌려야 하고 팔을 뻗어 상대를 앞쪽으로 유도해야 한다. 상대가 균형을 잃으면 손을 재빨리 안으로 당겨 손목을 뒤집어야 한다(이러한 손목뒤집기는 96페이지에 설명되어 있다).

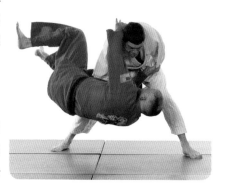

파워(10점상 4점)

빗당겨치기에서 대부분의 파워는 상대의 전방 움직임에서 나오며, 이러한 움직임은 역이용되고 증폭되어 상대의 균형을 무너뜨리고 메치기를 일으킨다. 당신이 추가하는 파워는 크지 않지만 필요하며, 그 타이밍이 중요하다.

정확성(10점상 8점)

자기 몸의 움직임이 상대의 몸 움직임과 조화를 이루려면 특히나 고도의 몰입이 요구되는데, 당신은 상대에게 등을 돌리고 기술이 실패하면 자신이 되받아치기에 노출되기 때문이다.

주요 운동

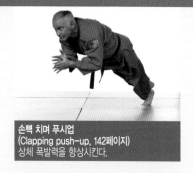

손뼉 치며 푸시업
(Clapping push-up, 142페이지)
상체 폭발력을 향상시킨다.

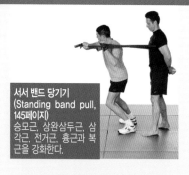

서서 밴드 당기기
(Standing band pull,
145페이지)
승모근, 상완삼두근, 삼각근, 전거근, 흉근과 복근을 강화한다.

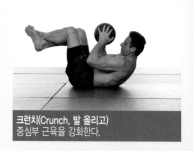

크런치(Crunch, 발 올리고)
중심부 근육을 강화한다.

주요 동적 근육

초기 팔 당기기(그림 없음): 흉근, 삼각근, 상완이두근, 상완요골근

팔 신전(그림에서 왼팔): 후삼각근, 상완삼두근

몸 비틀기: 복사근(안 보임), 흉근

신체 추진: 대퇴사두근, 종아리 근육

주요 정적 근육

복직근, 대둔근(지지하는 다리, 안 보임), 전삼각근, 상완이두근

주요 운동 사슬

후방, 엉덩이 회전, 어깨 회전 및 팔 신전 운동 사슬

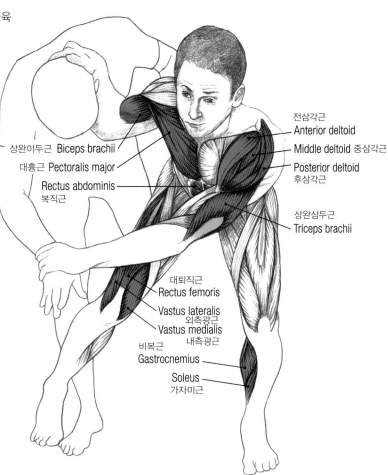

전삼각근 Anterior deltoid

Middle deltoid 중삼각근

Posterior deltoid 후삼각근

상완삼두근 Triceps brachii

상완이두근 Biceps brachii

대흉근 Pectoralis major

Rectus abdominis 복직근

대퇴직근 Rectus femoris

Vastus lateralis 외측광근

Vastus medialis 내측광근

비복근 Gastrocnemius

Soleus 가자미근

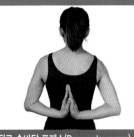

팔꿈치 높이 들어 어깨 스트레칭 (High-elbow shoulder stretch) 어깨와 상완삼두근을 신장시킨다.

몸 뒤로 손바닥 프레스(Rear palm press) 손목과 전완을 신장시킨다.

Comments

1) 상대가 앞으로 쓰러지기 시작한 후, 뻗친 팔을 다시 들이 당기면 쓰러지는 속도가 증가할 수 있다.

2) 메치는 손을 상대의 머리에 또는 머리 주위에 위치시키는 방법은 매우 다양하다. 일부는 손을 목 뒤에 위치시키며, 이는 앞으로 당기기를 더 수월하게 한다. 그러나 다른 일부는 손으로 턱 밑을 밀어 올려 상대의 균형을 무너뜨리도록 도운 다음, 손을 목 뒤로 옮겨 앞으로 당긴다.

업어치기(Shoulder Throw)

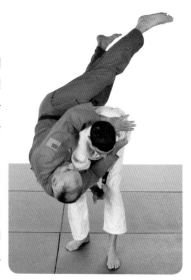

업어치기는 아마도 허리후리기 및 밭다리후리기 다음으로 보다 기본적인 메치기의 하나로 생각된다. 업어치기와 많은 응용동작은 일차적으로 시합에서 중요하지만, 업어치기는 상대에게 등을 돌리는 것과 관련된 문제로 인해 자기방어 강습에서 공격 동작으로보다는 후방 공격에 대한 방어 기술로 가르친다.

스피드(10점상 5점)

업어치기는 공격 기술로 사용할 경우에는 아주 빠를 수 있다. 그러나 방어 동작으로서는 그 스피드가 흔히 상대의 스피드와 파워에 의해 결정되는데, 이 기술에서 메치기가 대개 상대 공격의 스피드와 조화를 이루어야 하기 때문이다.

파워(10점상 7점)

업어치기에 내재하는 파워는 2단계로 나온다. 즉 후방 및 다리 신전 운동 사슬을 사용해 상대를 바닥에서 들어 올리는 단계 그리고 어깨와 정도는 덜하지만 엉덩이를 비트는 단계이다. 아마도 이 기술의 파워를 감소시키는 하나의 가장 흔한 실수는 메치는 어깨를 상대의 몸 앞에서 너무 멀리 두는 것이며, 이렇게 하면 어깨 비틀기가 수행 불가능하지는 않아도 덜 강력해질 것이다. 자신과 상대 간의 신체 밀착이 이 동작의 효율성에 중요하다.

정확성(10점상 6점)

업어치기는 한팔 업어치기, 양팔 업어치기, 빗당겨 업어치기, 다리 보조 업어치기 등 다양한 응용동작으로 가르친다. 일부는 스피드를 그리고 다른 일부는 파워를 강조하며, 상대 공격의 상대적인 스피드, 파워 및 자세에 따라 어느 동작을 선택하는지는 수련과 경험의 문제이다. 이 모든 응용동작에도 불구하고 기억해야 하는 가장 중요한 점의 하나는 초기에 상대의 몸을 들어 올리기 전에 자신의 몸을 낮추고 상대의 앞으로 적절히 정렬되도록 하는 것이다.

주요 운동

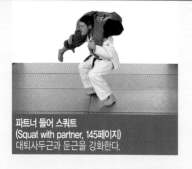

파트너 들어 스쿼트
(Squat with partner, 145페이지)
대퇴사두근과 둔근을 강화한다.

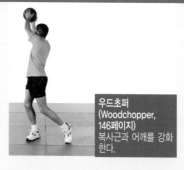

우드초퍼
(Woodchopper, 146페이지)
복사근과 어깨를 강화한다.

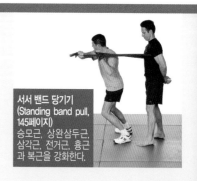

서서 밴드 당기기
(Standing band pull, 145페이지)
승모근, 상완삼두근, 삼각근, 전거근, 흉근과 복근을 강화한다.

주요 동적 근육

초기 몸 안으로 당기기(그림 없음): 흉근, 상완이두근, 삼각근

팔 신전(그림에서 왼팔): 삼각근, 상완삼두근

어깨 회전: 흉근, 복사근(안 보임), 복직근

다리 신전: 대퇴사두근, 종아리 근육

주요 정적 근육

대둔근(안 보임), 상완이두근, 상완근

주요 운동 사슬

후방, 다리 신전 및 어깨 회전 운동 사슬

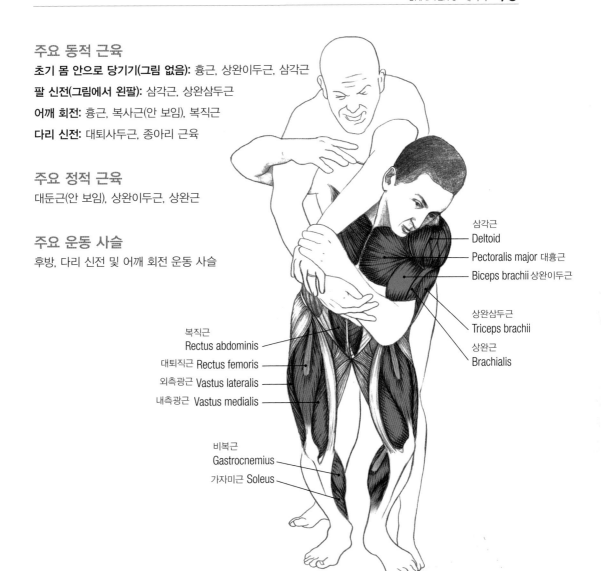

삼각근
Deltoid

Pectoralis major 대흉근

Biceps brachii 상완이두근

상완삼두근
Triceps brachii

상완근
Brachialis

복직근
Rectus abdominis

대퇴직근 Rectus femoris

외측광근 Vastus lateralis

내측광근 Vastus medialis

비복근
Gastrocnemius

가자미근 Soleus

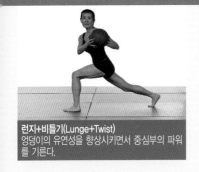

런지+비틀기(Lunge+Twist)
엉덩이의 유연성을 향상시키면서 중심부의 파워를 기른다.

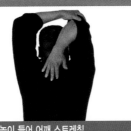

**팔꿈치 높이 들어 어깨 스트레칭
(High-elbow shoulder stretch)**
어깨와 상완삼두근을 신장시킨다.

Comments

1) 메치는 팔이 가슴 면 뒤로 넘어가지 않도록 각별히 유의해야 하는데, 그렇게 되면 당기는 능력이 약화되고 저항하는 상대가 팔을 뒤로 홱 잡아당겨 어깨 탈구를 일으킬 수 있기 때문이다.

2) 위의 그림에서처럼 양팔 업어치기는 상대를 메치면서 상대에게 팔꿈치 꺾기를 제공하는 경향이 있다. 이 응용 동작을 연습할 때에는 팔꿈치 손상이 쉽게 일어날 수 있으므로 주의해야 한다.

손목뒤집기(Snapover)

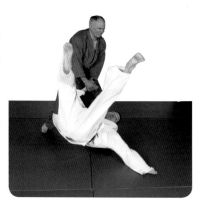

이 이행 기술(transitional technique)은 흔히 허리후리기나 손목 메치기와 같은 초기 기술과 함께 사용되며, 그런 다음 아마도 마무리 기술(손목 꺾기, 팔꿈치 꺾기 혹은 내려차기)이 이어질 것이다. 이 기술의 가장 중요한 측면은 상대를 메치고 상대가 맥없이 쓰러질 때 자신의 팔을 재빨리 안으로 당겨 급히 상대의 손목을 뒤집어야 한다는 것이다. 이렇게 하면 쓰러지는 충격이 강화되고 마무리 기술을 구사하기에 좋은 자세를 취하게 된다.

스피드(10점상 6점)

이 기술에서는 안쪽으로 나선형을 그리는 동작이 스피드를 생성한다. 대부분의 메치기(예를 들어 허리후리기, 업어치기와 손목메치기)에서는 상대의 균형을 무너뜨리고 메치기를 시작하면서 초기에 몸이 큰 호를 그려야 한다. 상대가 체공 상태에 들어가면 다루기가 아주 쉬워지나, 공격을 성공시킬 시한이 매우 짧다. 이는 손목뒤집기의 타이밍을 자신의 몸 움직임과 정확히 맞추어야 한다는 의미이다.

파워(10점상 8점)

대부분의 파워는 2가지 공급원에서 온다. 즉 앞쪽 다리 신전은 몸을 뒤쪽으로 밀어 쓰러지는 상대의 손목 뒤집기를 시작하게 하고, 팔 안쪽으로 당기기는 주로 등에 있는 근육의 도움을 받아 기술을 끝내고 메치기를 깔끔하게 마무리한다.

정확성(10점상 6점)

손목뒤집기 동작의 타이밍은 터득하기가 어렵다. 동작을 너무 이르게 또는 너무 늦게 시작하면 기술의 효과를 보지 못할 것이고 심지어 되받아치기에 취약한 위태로운 자세에 처할 수도 있다.

주요 운동

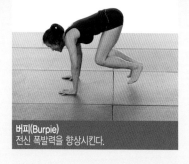

버피(Burpie)
전신 폭발력을 향상시킨다.

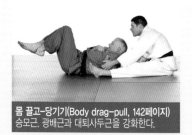

몸 끌고-당기기(Body drag-pull, 142페이지)
승모근, 광배근과 대퇴사두근을 강화한다.

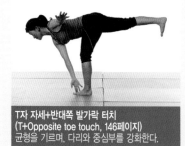

T자 자세+반대쪽 발가락 터치
(T+Opposite toe touch, 146페이지)
균형을 기르며, 다리와 중심부를 강화한다.

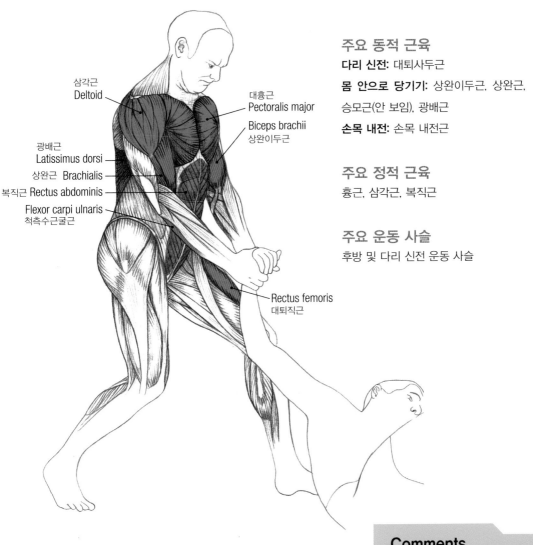

삼각근
Deltoid

대흉근
Pectoralis major

Biceps brachii
상완이두근

광배근
Latissimus dorsi

상완근 Brachialis

복직근 Rectus abdominis

Flexor carpi ulnaris
척측수근굴근

Rectus femoris
대퇴직근

주요 동적 근육
다리 신전: 대퇴사두근
몸 안으로 당기기: 상완이두근, 상완근, 승모근(안 보임), 광배근
손목 내전: 손목 내전근

주요 정적 근육
흉근, 삼각근, 복직근

주요 운동 사슬
후방 및 다리 신전 운동 사슬

Comments

1) 손목뒤집기는 이행 기술이라는 점에 주목한다. 아마도 메치는 사람은 다음과 같은 마무리 자세의 어느 하나를 취할 것이다. 즉 손목을 당겨 올리고 늑골을 내려차거나, 팔을 비틀어 손목, 팔꿈치 혹은 어깨 꺾기를 하거나, 아니면 팔을 비틀어 상대를 뒤집고 여러 관절기 혹은 누르기 자세를 취할 것이다.

2) 부상을 방지하고 상대가 되받아칠 기회를 줄이기 위해서는 항상 엉덩이를 앞으로 밀고 몸을 뒤로 기울여 다리에서 위로 팔까지 전신이 최종 당기기에 관여하도록 해야 한다. 몸을 앞으로 기울이고 등을 구부리면 등에 부상을 초래할 수 있고 상대가 아래로 당기는 반격에 취약해진다.

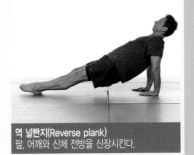

푸시업+한팔 로우(Push-up+One-arm row)
중심부, 광배근, 승모근과 삼각근을 강화한다.

역 널빤지(Reverse plank)
팔, 어깨와 신체 전방을 신장시킨다.

허리후리기(Sweeping Hip Throw)

이는 수많은 허리메치기 응용동작 중에서도 가장 강한 기술임이 틀림없는데, 후리는 다리가 사실상 상대를 바닥으로 돌리기 때문이다. 아마도 이 기술의 수행에서 가장 큰 어려움은 다리를 후리면서 한쪽 다리만으로 서 있는다는 사실에서 오며, 그래서 체위가 중요시된다.

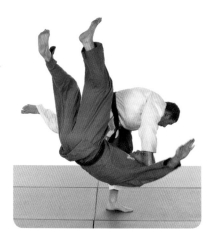

스피드(10점상 6점)
이 기술의 스피드는 보통의 허리메치기보다 더 빠르지 않으나, 상대가 돌아가므로 쓰러지는 스피드는 더 빠르다.

파워(10점상 9점)
허리후리기에 내재하는 파워는 3단계로 나온다. 즉 상대를 바닥에서 들어 올리는 단계, 다리를 후리는 단계, 그리고 어깨를 비트는 단계이다.

정확성(10점상 6점)
지지하는 다리 하나로 이루어야 하는 순간적인 균형과 추진으로 인해 신체 정렬이 중요하다. 이 경우에 '균형'이란 단어는 정적 자세에서처럼 동작이 결여된 상태를 말하는 것이 아니라, 아주 동적인 후리기가 수행되면서 내내 그 후리기를 유지하는 제어를 말한다는 점에 유의한다.

주요 운동

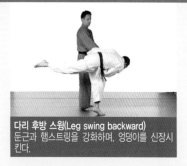

다리 후방 스윙(Leg swing backward)
둔근과 햄스트링을 강화하며, 엉덩이를 신장시킨다.

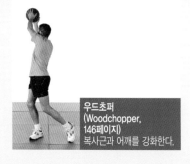

**우드초퍼
(Woodchopper,
146페이지)**
복사근과 어깨를 강화한다.

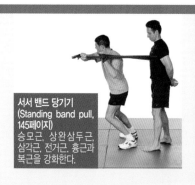

**서서 밴드 당기기
(Standing band pull,
145페이지)**
승모근, 상완삼두근, 삼각근, 전거근, 흉근과 복근을 강화한다.

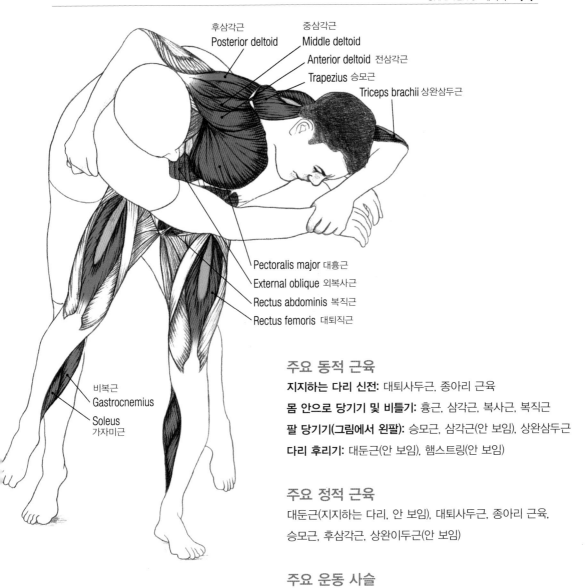

후삼각근
Posterior deltoid

중삼각근
Middle deltoid

Anterior deltoid 전삼각근

Trapezius 승모근

Triceps brachii 상완삼두근

Pectoralis major 대흉근

External oblique 외복사근

Rectus abdominis 복직근

Rectus femoris 대퇴직근

비복근
Gastrocnemius

Soleus
가자미근

주요 동적 근육

지지하는 다리 신전: 대퇴사두근, 종아리 근육

몸 안으로 당기기 및 비틀기: 흉근, 삼각근, 복사근, 복직근

팔 당기기(그림에서 왼팔): 승모근, 삼각근(안 보임), 상완삼두근

다리 후리기: 대둔근(안 보임), 햄스트링(안 보임)

주요 정적 근육

대둔근(지지하는 다리, 안 보임), 대퇴사두근, 종아리 근육,
승모근, 후삼각근, 상완이두근(안 보임)

주요 운동 사슬

후방, 다리 신전 및 어깨 회전 운동 사슬

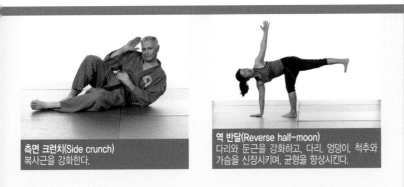

측면 **크런치(Side crunch)**
복사근을 강화한다.

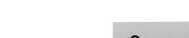

역 반달(Reverse half-moon)
다리와 둔근을 강화하고, 다리, 엉덩이, 척추와
가슴을 신장시키며, 균형을 향상시킨다.

Comments

1) 허리후리기를 수행하면서 후리는 사람이 자신도 휩쓸려 양발이 떨어지는 경우가 드물지 않다. 이를 안전하게 하는 법을 배우는 것은 분명히 이 후리기의 터득에서 중요한 측면이다.

2) 안쪽 팔(위 그림에서 오른팔)이 가슴 면 뒤로 넘어가지 않도록 유의해야 하는데, 상대의 저항으로 탈구를 일으킬 수 있기 때문이다.

다리 들어 메치기(Rice Bale Throw)

다리 들어 메치기의 영어 명칭인 쌀 포대 메치기는 무거운 쌀 포대를 안
전하게 드는 방식으로 이 기술을 수행해야 하므로 적절하다. 레슬링 선수,
종합격투기(MMA) 수련자와 유도 선수는 이러한 메치기를 아나, 이 기술
은 다리 사이로 상대를 잡아야 하므로 흔히 자기방어 상황에서는 사용되
지 않는다.

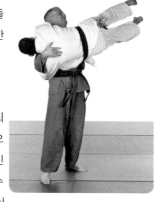

스피드(10점상 4점)

스피드는 중요하지만 상대를 바닥에서 들어 올리고 메치기를 완료하는 순
간에만 정말로 중요해진다. 이 기술은 흔히 몸이 맞부딪칠 때 순간적인 기
회로 구사된다. 예를 들어 가까스로 상대의 지르기를 벗어나 안쪽으로 들
어간 다음, 서로 몸을 부딪치면서 상대가 순간적으로 똑바른 자세를 취한
다고 하자. 이 순간에 메치기를 수행하기 위해서는 스피드가 필수적이다.

파워(10점상 8점)

놀랍게도 이 동작에서 들어올리기 부분의 수행에는 파워가 거의 요구되
지 않는다. 보다 중요한 파워 발휘는 들어올리기 바로 전에 상대를 안으
로 당기는 것이다. 자신의 무게중심을 상대의 아래로 낮추고 상대를 자신
의 엉덩이로 당길 때에는 다리를 펴기만 하면 상대를 공중으로 올릴 수
있는 순간이 있다. 상대가 체공 상태이고 무게중심(대개 배꼽 바로 밑)이
서로 정렬되어 있으면, 쓰러뜨리기 위해 그저 상대를 90도 회전시키기만 하면 된다. 시범에서 상대를 270
도 돌려 쓰러뜨리거나 심지어 360도나 돌려 상대의 다리로 쓰러뜨리는 경우가 드물지 않다.

정확성(10점상 6점)

이 메치기에서 가장 중요한 문제는 그것을 시도할 시기를 선택하는 것이다. 쌍방이 서로 아주 가까워야 하
며, 서로의 무게중심(즉 엉덩이)이 거의 닿은 상태이어야 한다. 메치는 사람의 엉덩이는 상대의 아래에 있어
야 요구되는 파워의 크기가 크게 감소한다.

주요 운동

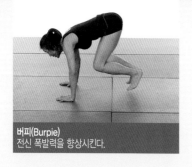
버피(Burpie)
전신 폭발력을 향상시킨다.

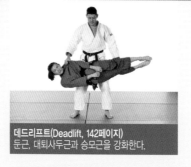
데드리프트(Deadlift, 142페이지)
둔근, 대퇴사두근과 승모근을 강화한다.

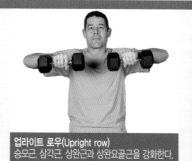
업라이트 로우(Upright row)
승모근, 삼각근, 상완근과 상완요골근을 강화한다.

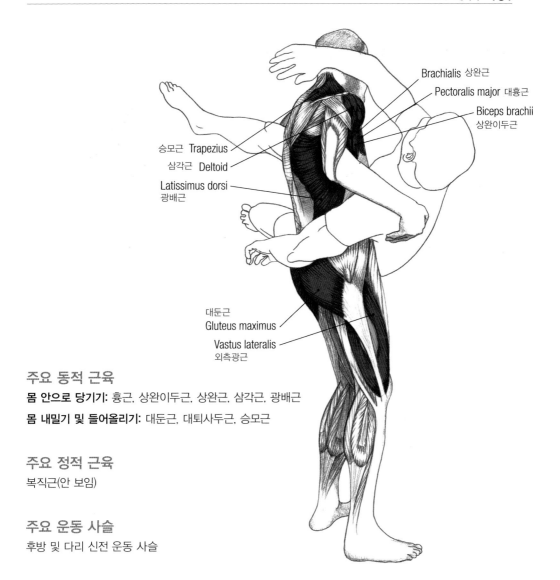

Brachialis 상완근
Pectoralis major 대흉근
Biceps brachii 상완이두근

승모근 Trapezius
삼각근 Deltoid
Latissimus dorsi 광배근

대둔근 Gluteus maximus
Vastus lateralis 외측광근

주요 동적 근육
몸 안으로 당기기: 흉근, 상완이두근, 상완근, 삼각근, 광배근
몸 내밀기 및 들어올리기: 대둔근, 대퇴사두근, 승모근

주요 정적 근육
복직근(안 보임)

주요 운동 사슬
후방 및 다리 신전 운동 사슬

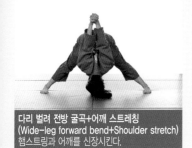

다리 벌려 전방 굴곡+어깨 스트레칭
(Wide-leg forward bend+Shoulder stretch)
햄스트링과 어깨를 신장시킨다.

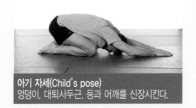

아기 자세(Child's pose)
엉덩이, 대퇴사두근, 등과 어깨를 신장시킨다.

Comments

1) 등이 펴지지 않은 상태에서 등(다리가 아니라)을 사용해 상대를 들려 하면 등에 심한 부상을 일으킬 수 있다.
2) 무게중심의 정렬이 중요하다는 점을 고려하면, 체력의 차이로 인해 보통남성의 무게중심이 보통여성의 경우보다 더 높다는 사실에 유의한다.

어깨로 메치기(Front Fireman's Throw)

대개 공격 기술이 아니라 방어 기술로 사용되는 어깨로 메치기는 들어 가는 자세가 기본적으로 앞과 뒤 2가지이다. 또한 응용동작도 아주 많 아, 서서 또는 무릎 꿇어 메치기, 상대를 측면으로 또는 머리 너머 몸 앞쪽으로 메치기 등이 있다. 일부 유형은 상대를 어깨 너머로 넘기지 만, 다른 일부는 상대를 엉덩이 너머로 회전시킨다. 오른쪽 그림의 메 치기는 어깨를 가로질러 넘기는 대표적인 측면 메치기이다.

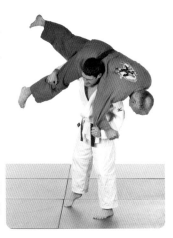

스피드(10점상 4점)

어깨로 메치기의 스피드는 어느 정도 상대 공격의 스피드와 파워에 의 해 결정된다. 공격이 빠를수록 상대의 움직임과 조화를 이루기 위해 메치기도 빨라져야 한다.

파워(10점상 7점)

이 기술에서는 상대를 바닥에서 들어 올리는 것에 대부분의 파워가 요구된다. 그러나 상대의 공격과 조화 를 이루면 파워 요구가 최소화된다고도 할 수 있는데, 상대의 파워가 들어올리기에서 대부분의 역할을 하 기 때문이다. 불행히도 이러한 종류의 완벽한 조화는 예외이며, 따라서 이렇게 흔히 있는 미비점을 보완하 기 위해 메치기에 파워를 추가할 준비를 해야 한다. 작은 사람이라면 상대를 어깨보다는 엉덩이 너머로 메 치는 것이 흔히 보다 실리적이다.

정확성(10점상 8점)

상대의 앞으로의 움직임과 조화를 이루는 것이 중요하다. 상대의 움직임과 조화를 이루는 적절한 메치기 를 선택해야 한다는 것이 대개 사실이지만, 어깨로 메치기에서는 이것이 특히 중요하다. 이 메치기를 시도 하는 순간을 잘못 선택하면 머리와 목이 되받아치기에 노출된다.

주요 운동

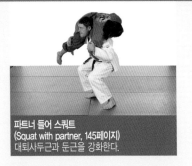

파트너 들어 스쿼트
(Squat with partner, 145페이지)
대퇴사두근과 둔근을 강화한다.

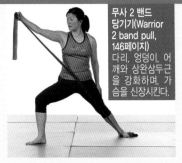

무사 2 밴드
당기기(Warrior
2 band pull,
146페이지)
다리, 엉덩이, 어
깨와 상완삼두근
을 강화하며, 가
슴을 신장시킨다.

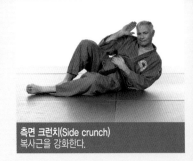

측면 크런치(Side crunch)
복사근을 강화한다.

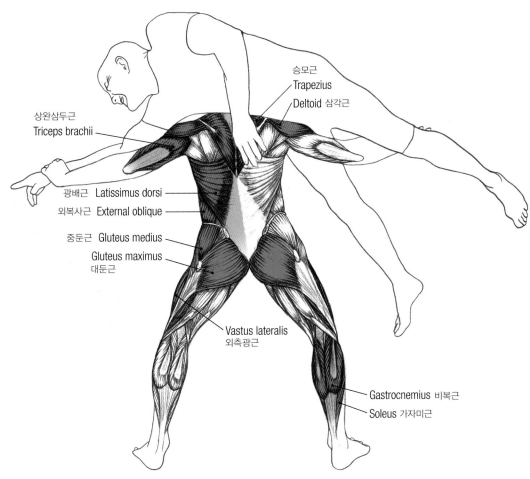

승모근
Trapezius
Deltoid 삼각근

상완삼두근
Triceps brachii

광배근 Latissimus dorsi
외복사근 External oblique

중둔근 Gluteus medius
Gluteus maximus
대둔근

Vastus lateralis
외측광근

Gastrocnemius 비복근
Soleus 가자미근

주요 동적 근육

다리 들기와 몸 들어올리기(그림 없음):

햄스트링, 대둔근, 대퇴사두근, 종아리 근육

팔 신전: 상완삼두근, 삼각근, 승모근

측면 몸 비틀기와 신체 추진: 중둔근, 종아리 근육,

대퇴사두근, 복사근, 광배근, 삼각근, 승모근

주요 정적 근육

복직근(안 보임), 대둔근, 대퇴사두근

주요 운동 사슬

측면, 다리 신전 및 팔 신전 운동 사슬

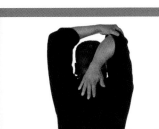

팔꿈치 높이 들어 어깨 스트레칭
(High-elbow shoulder stretch)
어깨와 상완삼두근을 신장시킨다.

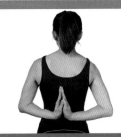

몸 뒤로 손바닥 프레스(Rear palm press)
손목과 전완을 신장시킨다.

Comments

1) 삼각근은 팔을 수평 자세까지만 올리
며, 그 이후로는 승모근이 떠맡아 견
갑골을 회전시켜 계속해서 팔을 높이
올린다. 이렇게 삼각근과 승모근이 엮
여 있는 메커니즘이 어깨로 메치기에
서 기술을 걸기 쉬운 자세를 취하는
단계와 기술을 거는 단계에 중요하다.

2) 부상을 방지하기 위해서는 어깨로 메
치기의 초기 들어올리기 단계에서 등
을 구부려서는 안 된다. 큰 파트너는
어깨 너머로 보다는 등의 작은 부위
너머로 메친다.

CHAPTER 4
누워 거는 기술 GROUNDWORK

누워 거는 기술(groundwork)에서는 바닥에서 상대를 쓰러뜨리거나 상대를 굳힌다. 바닥에 누워 할 수 있는 공격 기술(치기, 압통점 누르기, 조르기와 관절 꺾기처럼)이 다양한 것은 분명하지만, 이 장에서는 누워 거는 기술에서도 아주 기본이 되는 것만 소개한다.

소개된 6가지 기술 가운데 2가지는 서 있는 상대를 쓰러뜨리는 기술인 반면 나머지 4가지는 상대를 바닥에 굳히는 기술이다. 이들 기술은 근력을 많이 사용하지 않으며, 오히려 체중을 이동시키고 주요 지점에 압력을 가하도록 요구한다.

적절한 기술이 더 크고 강한 상대를 저지하는 데 상당한 도움이 되긴 하지만, 쌍방 사이에 체중과 근력의 차이가 증가할 경우에 효과적이고 실리적인 기술의 수는 매우 제한된다. 일부 경기에서는 체중의 10퍼센트 차이를 기준으로 체급을 분류한다. 사실 체중의 사용이나 남용은 장점이나 단점이 될 수 있다.

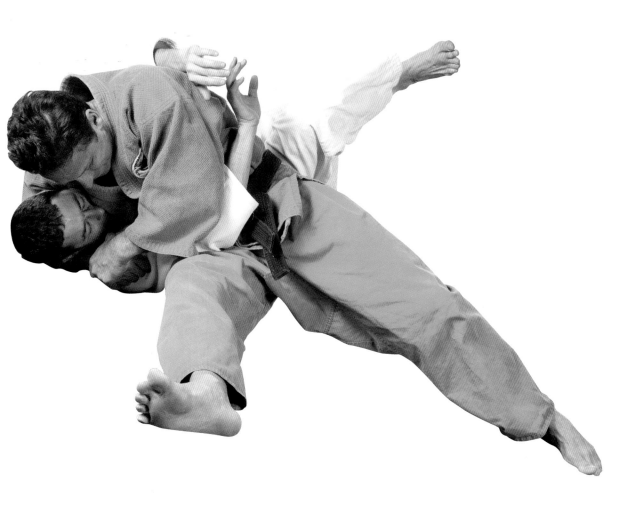

누워 거는 기술

- 가드(수비자세)
- 곁누르기(목 감아 누르기)

- 가로누르기
- 교각과 새우 동작

- 한 다리 잡아 넘기기
- 두 다리 잡아 넘기기

가드(Guard, 수비자세)

이 방어 자세는 몸통의 길이와 강한 중심부 근육을 사용하여 더 큰 상대를 저지한다. 다리로 상대를 저지하면 팔이 자유로워져 공격과 방어를 모두 할 수 있다.

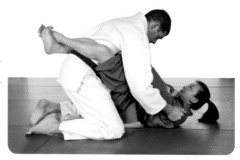

스피드(10점상 2점)

비교적 정적인 이 자세는 움직임을 거의 요하지 않으므로 스피드도 마찬가지이다. 그러나 상대가 탈출하거나 공격하려 하면, 별개이지만 가드 자세와 함께 작용하는 기술로 신속히 반응해야 할 것이다. 예를 들어 상대가 한쪽 팔을 앞으로 뻗으면 팔 꺾기를 위해 가드 자세를 신속히 포기할 수 있다.

파워(10점상 7점)

파워는 주로 다리와 몸통에서 생성되고 상대를 팔 길이로 유지하기 위해 사용된다. 몸을 구부리고 비틀어 서로 다른 공격과 방어를 수행할 수 있다. 이 자세에서는 아주 다양한 기술과 대항 기술이 있다.

정확성(10점상 5점)

이 자세의 정적 특성은 상대가 움직이면서 급속히 변화할 수 있다. 예를 들어 상대가 몸을 앞으로 기울여 타격하거나 몸을 옆으로 비틀어 빠져나가려 할 수 있으며, 그러한 상대의 움직임은 대항 기술의 정확성에 달려 있다.

주요 운동

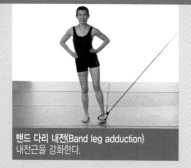

밴드 다리 내전(Band leg adduction)
내전근을 강화한다.

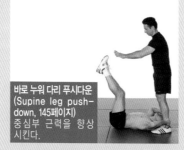

바로 누워 다리 푸시다운 (Supine leg push-down, 145페이지) 중심부 근력을 향상시킨다.

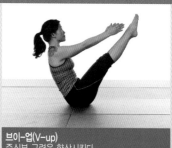

브이-업(V-up) 중심부 근력을 향상시킨다.

주요 동적 근육
다리 틀기 및 압박: 내전근, 박근, 치골근, 봉공근
신체 신전: 요방형근(안 보임)

주요 정적 근육
중둔근(안 보임), 복직근

주요 운동 사슬
후방 운동 사슬

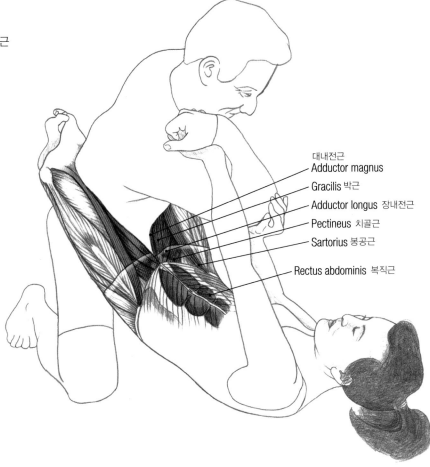

대내전근
Adductor magnus
Gracilis 박근
Adductor longus 장내전근
Pectineus 치골근
Sartorius 봉공근
Rectus abdominis 복직근

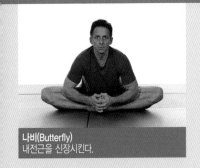

나비(Butterfly)
내전근을 신장시킨다.

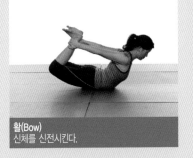

활(Bow)
신체를 신전시킨다.

Comments

1) 근년에 가드는 강습에서 인기 있는 자세가 되었는데, 다양한 기술이 이 자세와 연관되어 있기 때문이다. 자기방어 강습을 받는 사람들은 때로 가드 자세에서는 사타구니 공격에 노출되기 때문에 이 자세를 피해야 한다고 주장한다.

곁누르기(Scarf Hold, 목 감아 누르기)

일반적인 이 옆누르기(Side Hold)는 팔 꺾기 및 조르기와 같이 기타 기술을 구사하기에 좋은 자세이다. 이러한 누르기는 시합에서 널리 사용되지만 흔히 자기방어 강습에서는 가르치지 않는데, 융통성에 제한이 있고 상대가 아주 클 경우에 한계가 있기 때문이다.

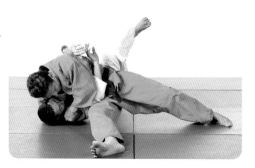

스피드(10점상 4점)

스피드는 빠져나가려는 상대의 시도에 대응하는 경우를 제외하고는 중요하지 않다. 그러한 시도를 조기에 알아채면 대응방안을 강구할 시간이 생길 것이다.

파워(10점상 8점)

파워는 중심부 근육, 체중과 다리 추진에서 온다. 가슴의 측면은 상대 가슴의 구석에 얹혀야 하며, 가슴 근육을 긴장시키면 힘이 가능한 한 작은 부위에 집중될 것이다. 기타 파워를 생성하는 주요 요인은 다음과 같다.

머리 조르기: 상대의 목과 어깨를 꽉 붙잡는 것이 상대의 움직임을 저지하는 데 중요하다.

팔 당기기: 상대의 팔을 예리하게 당기면 상당한 긴장이 생겨, 움직임의 저지에 더욱 도움이 된다.

다리 놀림: 다리는 상대가 닿지 않도록 측면으로 뻗어야 한다. 상대가 몸부림을 칠 경우에 주위로 다리를 '놀리면' 상대에 실린 체중을 유지하는 데 도움이 된다.

정확성(10점상 6점)

곁누르기를 효과적으로 수행하는 비결의 하나는 엉덩이와 명치 사이의 라인이 누르는 상대의 동일한 라인과 직각을 이루도록 하는 것이다. 그래서 다리 놀림이 필요한 것이다.

주요 운동

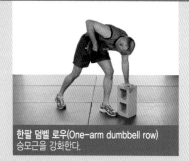
한팔 덤벨 로우(One-arm dumbbell row)
승모근을 강화한다.

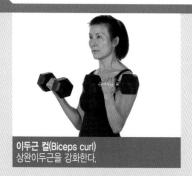
이두근 컬(Biceps curl)
상완이두근을 강화한다.

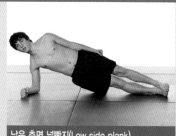
낮은 측면 널빤지(Low side plank)
중심부의 근력과 안정성을 향상시킨다.

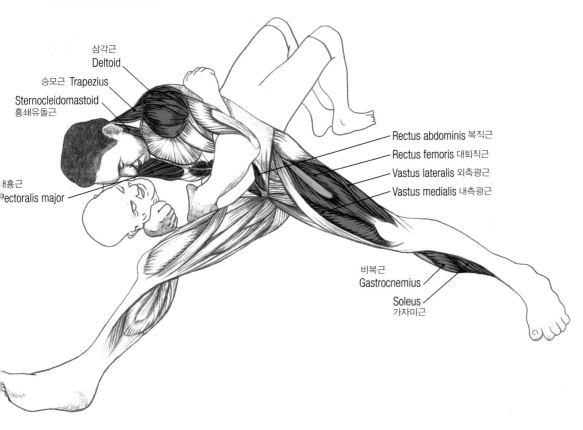

삼각근
Deltoid
승모근 Trapezius
Sternocleidomastoid
흉쇄유돌근
대흉근
Pectoralis major

Rectus abdominis 복직근
Rectus femoris 대퇴직근
Vastus lateralis 외측광근
Vastus medialis 내측광근

비복근
Gastrocnemius
Soleus
가자미근

주요 동적 근육

머리 조이기: 삼각근(안 보임), 흉근, 상완이두근(안 보임), 상완요골근(안 보임)

팔 당기기: 승모근, 삼각근

다리 놀림: 대퇴사두근, 햄스트링(안 보임), 종아리 근육

주요 정적 근육

복근, 흉쇄유돌근

주요 운동 사슬

없음

Comments

1) 곁누르기는 비교적 안정적이지만, 자세가 위태로워져 가로누르기나 위누르기와 같이 또 다른 누르기를 위해 이 자세를 포기할 수밖에 없는 경우가 드물지 않다.

2) 목을 감는 팔(위 그림에서 오른팔)을 사용하여 전완(요골)의 날카로운 모서리로 톱질 동작을 함으로써 상대의 목 뒤쪽을 공격할 수 있다. 이는 상대를 불편하게 하는 데 있어 중요한 측면이다. 이를 위해서는 강한 상완요골근이 필수적이고 이 근육을 강화하려면 해머 컬과 같은 중량 운동을 해야한다.

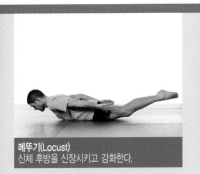

메뚜기(Locust)
신체 후방을 신장시키고 강화한다.

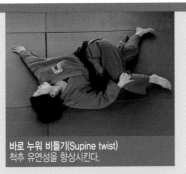

바로 누워 비틀기(Supine twist)
척추 유연성을 향상시킨다.

가로누르기(Side Mount)

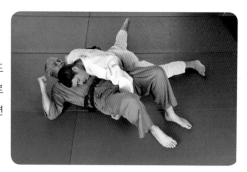

가로누르기는 꽤 강한 굳히기, 즉 누르기 자세이다. 또한 이 기술은 융통성이 있어, 한 자세에서 다른 자세로 쉽게 그리고 신속히 이행하여 상대가 빠져나가려 하면서 일으키는 체중 이동과 몸 비틀기에 대응할 수 있다.

스피드(10점상 2점)
이 자세는 상대의 움직임에 반응하는 것을 제외하고는 요구되는 동작이 거의 없으므로 비교적 정적이다. 이러한 반응은 신속해야 효과적이지만, 가로누르기 자체는 거의 근육 긴장과 균형 이동을 요구한다.

파워(10점상 6점)
상대의 움직임에 반응해 체중을 이동시키는 것이 이 기술에서 요구되는 대부분의 파워를 생성한다. 체중을 상대 신체의 주요 부위(가슴이나 엉덩이 등)로 재빨리 누르면서 근육을 긴장시키면 상대가 바닥에서 벗어나지 못하고 제어를 당한다. 또한 등을 구부리고, 팔로 들이 당기며, 또 발로 안쪽으로 밀면 상대에게 가해지는 체중과 긴장을 유지할 수 있다.

정확성(10점상 8점)
균형 잡힌 체중 분포를 유지하고 상대의 신체 이동에 대응해 체중을 이동시키는 것이 정확성을 유지하는 데 핵심적인 요소이다.

주요 운동

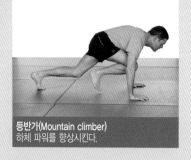

등반가(Mountain climber)
하체 파워를 향상시킨다.

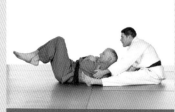

몸 끌고-당기기(Body drag-pull, 142페이지)
승모근, 광배근과 대퇴사두근을 강화한다.

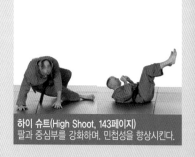

하이 슈트(High Shoot, 143페이지)
팔과 중심부를 강화하며, 민첩성을 향상시킨다.

주요 동적 근육
팔 안으로 당기기: 승모근, 광배근, 상완이두근, 상완근

엉덩이 신전: 대둔근

다리 추진: 대퇴사두근, 종아리 근육

주요 정적 근육
삼각근

주요 운동 사슬
후방 및 측면 운동 사슬

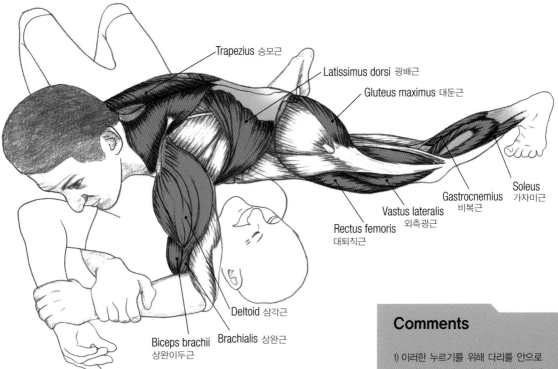

Trapezius 승모근
Latissimus dorsi 광배근
Gluteus maximus 대둔근
Soleus 가자미근
Gastrocnemius 비복근
Vastus lateralis 외측광근
Rectus femoris 대퇴직근
Deltoid 삼각근
Biceps brachii 상완이두근
Brachialis 상완근

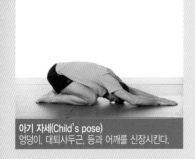

아기 자세(Child's pose)
엉덩이, 대퇴사두근, 등과 어깨를 신장시킨다.

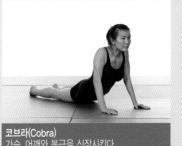

코브라(Cobra)
가슴, 어깨와 복근을 신장시킨다.

Comments

1) 이러한 누르기를 위해 다리를 안으로 당겨야 하는지 여부에 대해서는 약간 의 논란이 있다. 한쪽 또는 양쪽 다리 를 안으로 당기면 상대를 움직이지 못 하게 한다는 측면에서 보다 강할 수 있으나, 이러한 자세에서는 사타구니 가 상대에게 더 가까워 공격에 보다 취약하다고 일부는 주장한다.

2) 어깨 탈구의 90퍼센트 이상은 전방과 하방이지만, 위 그림에서처럼 사방누 르기(four lock)는 어깨를 전방과 상방 으로 강하게 비튼다. 잘 주의하지 않 으면 이는 그쪽 방향으로의 탈구를 일으킬 수 있다.

교각과 새우 동작(Bridge and Shrimp)

이 연속동작은 당신이 등을 대고 누워 있고 상대가 엉
덩이나 배에 타고 있는 경우에 사용되는 탈출 동작이다.
당신이 엉덩이를 들어 올려 교각 동작을 취하면 상대를
밀고 비틀어(새우 동작) 낼 정도의 공간이 생긴다.

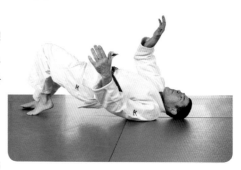

스피드(10점상 5점)

이 기술에서는 스피드도 중요하지만 타이밍이 한층 더
중요하다. 신속히 교각 동작을 취하여 상대의 체중을 들어 올리는 것도 중요하나, 당신이 탈출할 수 있도록
하는 것은 이어지는 새우 동작의 스피드이다.

파워(10점상 8점)

주요 파워 분출은 상대의 체중을 와해시키기 위해 골반을 위로 내미는 교각 동작에서 일어난다. 새우 동작
은 팔을 내밀어 계속해서 상대의 움직임을 위와 머리 너머로 가져갈 때 시작된다. 이후 즉시 엉덩이를 재빨
리 비트는 동작이 이어진다.

정확성(10점상 6점)

엉덩이 내밀기, 팔 신전과 몸 비틀기의 조화가 상당히 정확해야 하며, 그렇지 않으면 탈출에 실패할 것이고
시작한 자세보다 한층 더 나쁜 자세에 처할 수 있다.

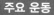
주요 운동

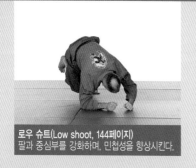
로우 슈트(Low shoot, 144페이지)
팔과 중심부를 강화하며, 민첩성을 향상시킨다.

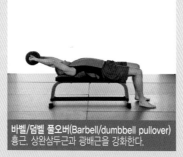
바벨/덤벨 풀오버(Barbell/dumbbell pullover)
흉근, 상완삼두근과 광배근을 강화한다.

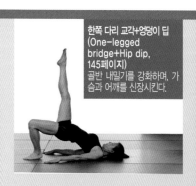
한쪽 다리 교각+엉덩이 딥
(One-legged
bridge+Hip dip,
145페이지)
골반 내밀기를 강화하며, 가
슴과 어깨를 신장시킨다.

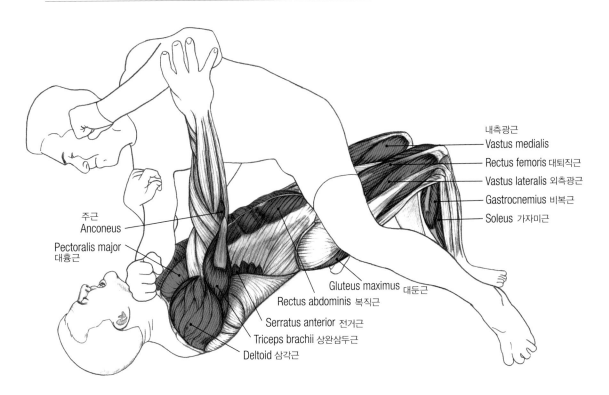

내측광근
Vastus medialis
Rectus femoris 대퇴직근
Vastus lateralis 외측광근
Gastrocnemius 비복근
Soleus 가자미근

주근
Anconeus
Pectoralis major
대흉근
Gluteus maximus 대둔근
Rectus abdominis 복직근
Serratus anterior 전거근
Triceps brachii 상완삼두근
Deltoid 삼각근

주요 동적 근육
골반 내밀기: 대퇴사두근, 대둔근
팔 틀기 및 비틀기: 삼각근, 상완삼두근, 주근, 전거근
새우 및 비틀기 동작: 복사근(안 보임), 종아리 근육, 광배근(안 보임), 흉근

주요 정적 근육
복직근, 흉근

주요 운동 사슬
후방, 엉덩이 회전 및 어깨 회전 운동 사슬

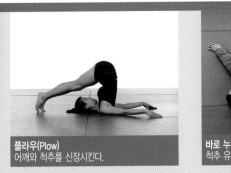

플라우(Plow)
어깨와 척추를 신장시킨다.

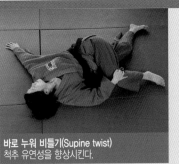

바로 누워 비틀기(Supine twist)
척추 유연성을 향상시킨다.

Comments

1) 여기서는 정적 근육으로 분류되어 있지만, 복직근은 실제로 새우 동작 중에 활성화된다.

2) 상대를 밀어젖힐 때 가슴에 대한 팔의 각도에 따라 사용되는 흉근의 부위가 결정된다. 하부 흉근이 가장 강하며, 이들 근육은 팔을 엉덩이 쪽으로 밀어내릴 때 활성화된다. 교각 동작을 통해 엉덩이를 바닥에서 밀면(위 그림에서처럼) 가장 강하게 미는 각도를 이룰 수 있다.

한 다리 잡아 넘기기(Single-Leg Takedown)

이 잡아 넘기기 기술은 흔히 바닥에 있는 사람이 서 있는 상대를 쓰러뜨리는 방법으로 가르친다. 그러나 또한 이는 서 있는 자세에서도 사용할 수 있다. 이 기술은 무릎의 외측을 공격해 측면으로 중심선을 향해 밀어 무릎에 심한 부상을 일으킬 위험이 있기 때문에 상대에게 위험하다. 측면으로 들어감으로써 이 기술은 기타 일부 넘기기 기술에 비해 얼굴에 대한 되받아치기를 보다 예방한다.

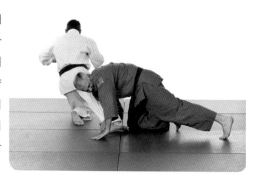

스피드(10점상 8점)

스피드는 되받아치거나 이 기술에서 물러나기가 쉬우므로 필수적이다. 상대에게 더 가까이 있으면(예들 들어 이미 바닥에서 상대의 발 앞에 있는 경우) 이 기술을 구사하기가 보다 쉬워진다. 서 있는 자세에서 이러한 넘기기를 수행하려면 대개 몸을 내려 달려들기 전에 속임 동작이 필요하다. 서서 들어가기는 아주 위험하고 대단히 주의해 연습해야 한다.

파워(10점상 6점)

파워는 반대쪽 또는 외측 다리 내밀기와 신체 신전에서 생성된다. 이러한 추진은 몸을 통해 반대쪽 어깨의 외측으로 이어진다.

정확성(10점상 8점)

당신은 상대의 앞쪽 무릎(하중을 더 많이 받는 쪽)을 외측에서 내측으로 밀어야 한다. 또한 이러한 추진은 아래로 이동해 상대가 다리를 쉽게 뺄 수 없도록 해야 한다. 다리에서 어깨를 대는 부위는 무릎의 외측 가장자리나 그보다 약간 아래이어야 한다. 이 기술은 무릎의 앞쪽에 대한 공격으로도 가르치지만, 그러한 각도에서는 힘이 상당히 더 요구되어 성공적으로 수행하기가 보다 어렵다.

주요 운동

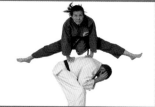
등 짚고 뛰어넘기+기기
(Leap frog+Crawl, 144페이지)
하체 폭발력과 상체 근력을 향상시키며, 민첩성을 개선한다.

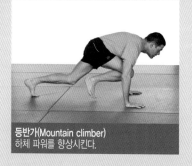
등반가(Mountain climber)
하체 파워를 향상시킨다.

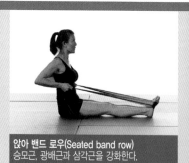
앉아 밴드 로우(Seated band row)
승모근, 광배근과 삼각근을 강화한다.

주요 동적 근육
팔 움직임: 상완이두근(안 보임), 후삼각근, 광배근, 흉근(안 보임)
신체 추진: 대둔근, 대퇴사두근(안 보임), 종아리 근육

주요 정적 근육
승모근, 삼각근, 복직근(안 보임)

주요 운동 사슬
후방 및 다리 신전 운동 사슬

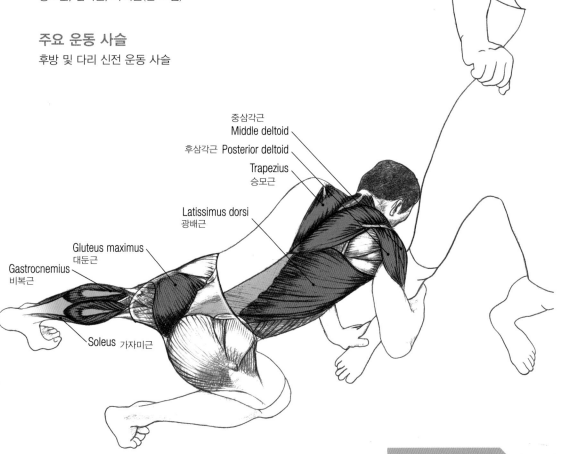

중삼각근
Middle deltoid

후삼각근 Posterior deltoid

Trapezius
승모근

Latissimus dorsi
광배근

Gluteus maximus
대둔근

Gastrocnemius
비복근

Soleus 가자미근

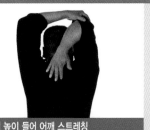

무릎 꿇는 런지(Kneeling lunge)
고관절 굴근과 대퇴사두근을 신장시킨다.

**팔꿈치 높이 들어 어깨 스트레칭
(High-elbow shoulder stretch)**
어깨와 상완삼두근을 신장시킨다.

Comments

1) 이 기술에서 보다 어려운 측면의 하나는 얼굴을 채이지 않은 채 어깨(위 그림에서 오른쪽 어깨)의 외측을 상대 무릎의 외측에 붙이는 것이다. 이는 외측 손(왼손)으로 상대의 발을, 오른손으로 다리의 뒤를 잡아 어깨를 붙이면 된다. 어깨가 상대의 무릎에서 목의 바닥 쪽으로 밀리지 않도록 주의해야 하는데, 목이나 쇄골은 손상을 입기가 쉽기 때문이다.

두 다리 잡아 넘기기(Double-Leg Takedown)

이 동작은 서 있는 상대를 쓰러뜨리는 효과적인 방법으로 자신과 상대에게 모두 위험하다. 기술로 들어가면서 얼굴에서 사타구니까지 어디나 되받아치기 공격을 받을 위험이 있다. 반면 상대는 들려 바닥으로 넘어갈 위험이 있다. 이 기술은 측면으로 들어가므로 기타 넘기기 기술에 비해 얼굴에 대한 되받아치기를 보다 예방한다.

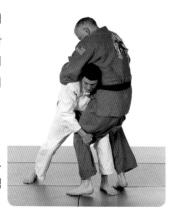

스피드(10점상 8점)

스피드는 되받아치거나 이 기술에서 물러나기가 쉬우므로 필수적이다. 이 넘기기의 수행에는 의외라는 요소 또는 기술을 감행하기 전에 속임 동작이 요구된다.

파워(10점상 6점)

파워는 양쪽 다리 앞으로 내밀기와 신체 신전에서 생성된다. 이러한 추진은 몸을 통해 표적 쪽 어깨로 이어진다. 상대로 가는 파워의 라인은 대개 3가지 마무리 동작의 하나를 가져온다. 위로 몰아가면 상대를 바닥에서 들어 올려 똑바로 서면서 뒤로 넘긴다. 아래로 몰아가면 상대를 바닥으로 쓰러뜨리고 계속해서 앞으로의 움직임을 이용하여 상대를 옆으로(또는 뒤로) 넘긴다. 정면으로 몰아가면 추가된 하중을 이용하여 상대를 바닥으로 메친다. 이 마지막 자세는 효과적일 수 있지만 극히 위험하므로 대단히 주의해서 연습해야 한다.

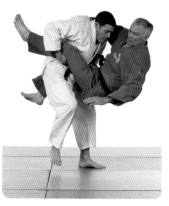

정확성(10점상 8점)

어깨를 상대의 배에 대는 순간은 팔을 내밀어 상대의 다리를 잡는 시점과 밀접히 동시에 일어나야 한다. 상대의 다리에 압박을 가해도 상대가 뒤로 물러나는 것을 막지는 못하겠지만, 그렇게 하면 상대를 저지해 넘기기가 가능해질 것이다. 이 기술에 대한 흔한 방어 동작은 당신이 달려들어 상대를 바닥으로 몰아가면서 상대가 다리를 바깥으로 그리고 뒤로 벌리는 것이므로, 이를 막기 위해서는 상대의 다리를 조기에 잡아 자신 쪽으로 당겨야 한다.

주요 운동

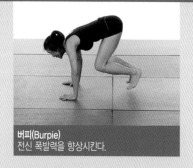

버피(Burpie)
전신 폭발력을 향상시킨다.

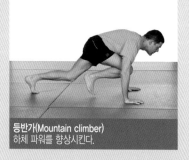

등반가(Mountain climber)
하체 파워를 향상시킨다.

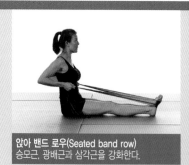

앉아 밴드 로우(Seated band row)
승모근, 광배근과 삼각근을 강화한다.

주요 동적 근육
팔 움직임: 삼각근, 상완이두근(안 보임), 광배근, 대원근, 흉근(안 보임), 승모근
신체 추진: 대둔근, 대퇴사두근, 종아리 근육

주요 정적 근육
복근

주요 운동 사슬
후방 및 다리 신전 운동 사슬

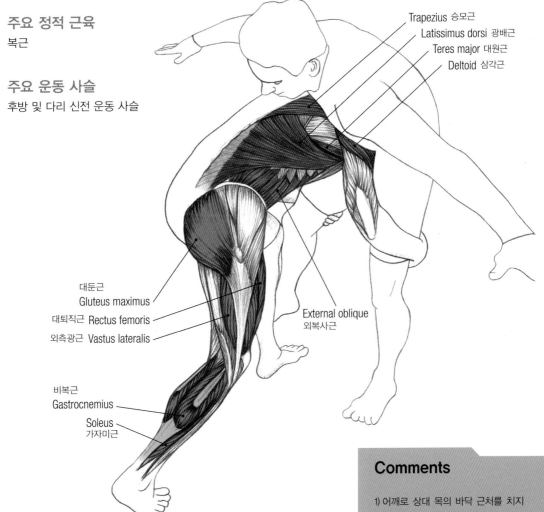

Trapezius 승모근
Latissimus dorsi 광배근
Teres major 대원근
Deltoid 삼각근

대둔근
Gluteus maximus

대퇴직근 Rectus femoris

외측광근 Vastus lateralis

External oblique
외복사근

비복근
Gastrocnemius

Soleus
가자미근

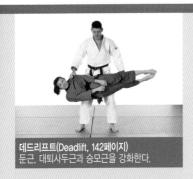

데드리프트(Deadlift, 142페이지)
둔근, 대퇴사두근과 승모근을 강화한다.

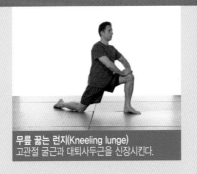

무릎 꿇는 런지(Kneeling lunge)
고관절 굴근과 대퇴사두근을 신장시킨다.

Comments

1) 어깨로 상대 목의 바닥 근처를 치지 않도록 주의해야 하는데, 목이나 쇄골은 손상을 입기가 쉬울 수 있기 때문이다.

2) 이 기술에는 몇몇 논란이 되는 응용 동작이 있다. 하나는 정수리로 상대의 복부를 찍는 것인데, 이는 심한 목 부상을 초래할 수 있어 삼가야 한다. 또 하나는 앞쪽 다리를 상대 다리의 외측에 대는 것이다. 이렇게 하면 기술에 다소 더 안정성과 파워가 생기나, 샅타구니나 얼굴을 차는 공격을 예방하지 못한다(위 그림에서처럼 다리 사이로 들어가는 경우와는 달리).

CHAPTER 5
구르기와 낙법 ROLLS AND FALLS

구르기와 낙법은 메치기를 동반하는 무술과 바닥으로 향하는 동작을 요할 수 있는 기술에서 몸을 보호하는 데 필수적이다. 예를 들어 손목 기술을 연습한다면 메치기를 계획하지 않았더라도 때로 이 기술을 너무 강하게 적용해 자신이 예기치 않게 바닥으로 향할 수밖에 없는 경우가 있다.

낙법은 일반적으로 2가지, 즉 강한 낙법과 부드러운 낙법으로 분류된다. 강한 낙법에서는 손이나 발로 바닥을 때리는데, 이렇게 하면 떨어질 때 에너지가 분산되어 신체와 내장이 정통으로 충격을 받지 않는다. 부드러운 낙법(때로 부드러운 구르기라고 함)에서는 바닥을 때릴 필요가 없으며, 이 낙법은 부드럽고 몸이 바닥으로 향하면서 가해지는 충격의 힘과 조화를 이룬다.

다양한 자세와 상황에서 구르는 법과 떨어지는 법을 배우는 것은 아주 중요하다. 떨어질 때를 생각해야 한다면 기술이 너무 늦을 것이라는 말은 그저 자그마한 진리가 아니다. 다시 말해 떨어지거나 굴러야 하는 상황은 급격히 그리고 예기치 않게 일어나며, 신체를 보호하기 위해서는 반사적으로 적절한 조치를 취할 수 있어야 한다. 여기에는 머리를 숙여 바닥에 부딪히는 위험에서 벗어나게 하고, 충격 시 기합을 넣는 법을 배우며, 또 굴러 떨어지면서 헛되이 몸을 주체하려 하다 팔이나 어깨가 끼이거나 부러지지 않도록 하는 것과 같은 기본 개념이 포함된다.

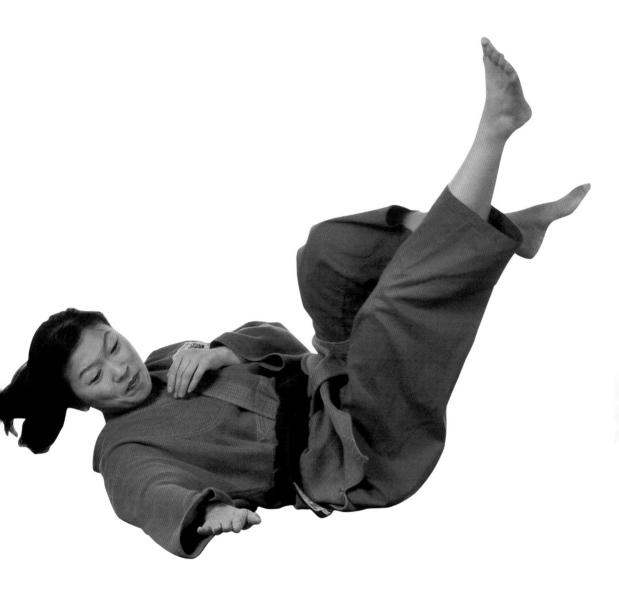

구르기와 낙법

앞구르기(Forward Roll)

앞구르기는 떨어지는 동작을 동반하는 무술에서 가장 기본적인
동작의 하나이다.

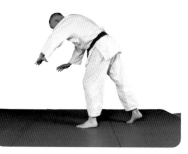

스피드(10점상 2점)

스피드는 대개 앞구르기의 원인에 의해 결정되고 따라서 주로
당신의 가속도에 의해 정해진다. 앞으로 밀리면 일반적으로 단
순히 넘어지는 경우보다 가속도(그래서 스피드)가 더 많이 생기
나, 이는 전반적인 기술에 현저한 변화를 일으키지 않을 것이다.

파워(10점상 2점)

구를 때 둥근 체위를 유지하려면 작지만 다양한 크기의 파워가
요구되나, 이는 앞으로 그리고 아래로 던져지는 경우와 같이 때
로 어렵다. 이러한 경우에는 구르기와 조화를 이루도록 하면서
등에 가해지는 상당한 충격을 흡수해야 할 것이다. 많은 도장
에서 수련생들에게 구르기가 끝날 무렵에 일어서라고 가르치나,

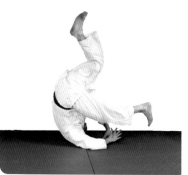

가속도가 너무 크면 서기 전에 다시 구르기를 수행해야 할 수도 있다. 반면 가속도가 너무 작으면 하퇴부
를 강하게 들이 당기고 몸으로 전방 런지 자세를 취하여 일어설 필요가 있다.

정확성(10점상 6점)

다리, 몸통과 팔의 윤곽을 부드럽고 둥글게 유지하는 것이 구르기에서, 특히 단단한 표면에서 구를 때 부
상의 방지에 필수적이다. 이렇게 둥근 체위를 유지하려면 전신에 걸쳐 정적 근육을 적절히 긴장시켜야 한
다. 머리와 목을 보호하는 것도 못지않게 중요한데, 이를 위해서는 턱 당기기와 약간의 머리 비틀기를 잘
조화시켜야 한다.

주요 운동

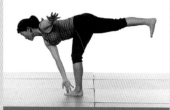

T자 자세+반대쪽 발가락 터치
(T+Opposite toe touch, 146페이지)
균형을 기르며, 다리와 중심부를 강화한다.

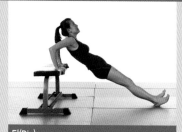

딥(Dip)
상완삼두근을 강화한다.

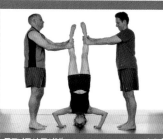

물구나무서 푸시업(Handstand push-up, 143페이지)
균형과 중심부 및 상체 근력을 향상시킨다.

주요 동적 근육
다리 추진: 종아리 근육, 대퇴사두근

주요 정적 근육
몸 자세잡기: 광배근, 대둔근
팔 자세잡기: 승모근, 상완삼두근, 삼각근, 전거근, 손목 신근
턱 당기기 및 돌리기: 흉쇄유돌근(안 보임)

주요 운동 사슬
후방 운동 사슬

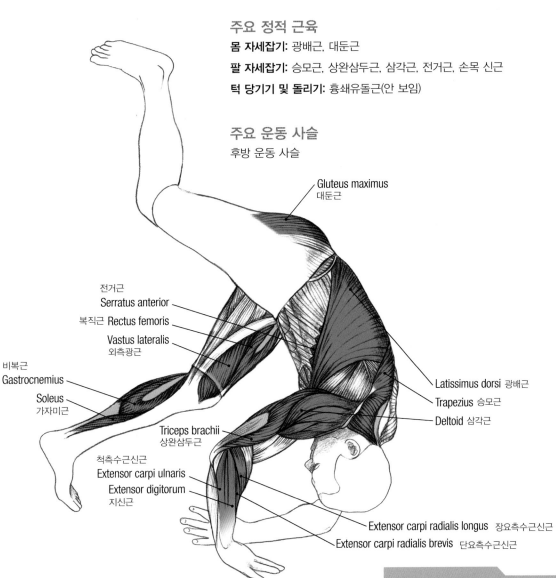

Gluteus maximus
대둔근

전거근
Serratus anterior

복직근 Rectus femoris

Vastus lateralis
외측광근

비복근
Gastrocnemius

Soleus
가자미근

Triceps brachii
상완삼두근

척측수근신근
Extensor carpi ulnaris

Extensor digitorum
지신근

Latissimus dorsi 광배근
Trapezius 승모근
Deltoid 삼각근

Extensor carpi radialis longus 장요측수근신근
Extensor carpi radialis brevis 단요측수근신근

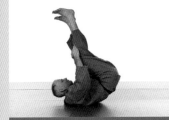

사방 굴리기(Roll around, 145페이지)
등과 엉덩이를 풀어준다.

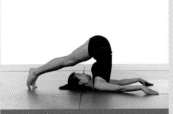

플라우(Plow)
어깨와 척추를 신장시킨다.

Comments

1) 앞구르기에서 초보자가 보이는 가장 큰 문제의 하나는 처음으로 팔에 하중을 가할 때 팔이 주저앉는 경우이다. 이렇게 되면 부드럽게 구르는 윤곽이 크게 상실되며, 기타 신체 부위(대개 머리나 어깨)가 현저한 충격을 받을 수 있다.

뒤구르기(Backward Roll)

뒤구르기는 앞구르기와 비슷한 점이 많기 때문에 흔히 앞구르기와 함께 가르친다.

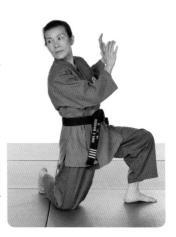

스피드(10점상 2점)

스피드는 대개 뒤구르기의 원인에 의해 결정되고 따라서 주로 당신의 가속도에 의해 정해진다. 뒤로 밀리면 일반적으로 단순히 넘어지는 경우보다 가속도(그래서 스피드)가 더 많이 생기나, 이는 전반적인 기술에 현저한 변화를 일으키지 않을 것이다.

파워(10점상 2점)

구를 때 둥근 체위를 유지하려면 작지만 다양한 크기의 파워가 요구되나, 이는 찍어차기를 수행하다가 높이서 잡혀 뒤로 던져지는 경우와 같이 때로 어렵다. 이러한 경우에는 뒤구르기와 조화를 이루도록 하면서 등에 가해지는 상당한 충격을 흡수해야 할 것이다. 많은 도장에서 수련생들에게 구르기가 끝날 무렵에 일어서라고 가르치나, 가속도가 너무 크면 서기 전에 다시 구르기를 수행해야 할 수도 있다. 반면 가속도가 너무 작으면 주로 상완삼두근과 삼각근을 사용해 팔로 재빨리 밀어 일어서야 할 것이다.

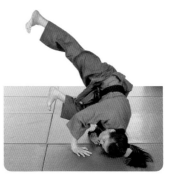

정확성(10점상 6점)

다리, 몸통과 팔의 윤곽을 부드럽고 둥글게 유지하는 것이 구르기에서, 특히 단단한 표면에서 구를 때 부상의 방지에 필수적이다. 이렇게 둥근 체위를 유지하려면 전신에 걸쳐 정적 근육을 적절히 긴장시켜야 한다. 머리와 목을 보호하는 것도 못지않게 중요한데, 이를 위해서는 턱 당기기와 약간의 머리 비틀기를 잘 조화시켜야 한다.

주요 운동

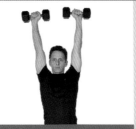

군대형 프레스(Military press)
삼각근, 흉근과 상완삼두근을 강화한다.

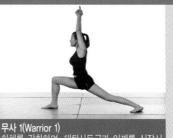

무사 1(Warrior 1)
하체를 강화하며, 대퇴사두근과 어깨를 신장시킨다.

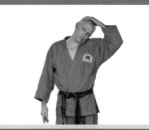

목 회전/스트레칭(Neck rotation/stretch)
목의 가동성을 향상시킨다.

주요 동적 근육
팔 추진: 삼각근

몸 비틀기 및 구부리기: 복직근, 복사근(안 보임), 고관절 굴근, 봉공근

주요 정적 근육
몸 구부리기: 대퇴사두근

턱 당기기 및 돌리기: 흉쇄유돌근

주요 운동 사슬
없음

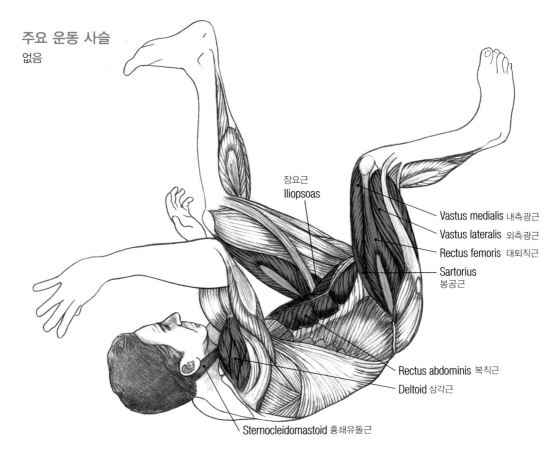

장요근
Iliopsoas

Vastus medialis 내측광근
Vastus lateralis 외측광근
Rectus femoris 대퇴직근
Sartorius
봉공근

Rectus abdominis 복직근
Deltoid 삼각근

Sternocleidomastoid 흉쇄유돌근

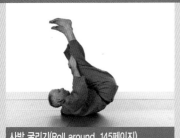

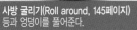

사방 굴리기(Roll around, 145페이지)
등과 엉덩이를 풀어준다.

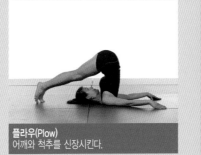

플라우(Plow)
어깨와 척추를 신장시킨다.

Comments

1) 앞구르기와 뒤구르기는 비슷한 점이 많지만, 기술이 끝날 무렵에 일어서는 방법 면에서는 크게 다르다. 뒤구르기에서는, 특히 느리게 이루어질 경우에 일어서기 위해서는 팔로 강하게 밀어야 하지만, 앞구르기에서는 다리로 밀어야 한다.

후방낙법(Back Fall)

후방낙법은 다음에 소개하는 측방낙법과 함께 무술에서 가장 기본적인 2가지 낙법의 하나이다. 이 낙법에서는 양팔로 바닥을 때리면서 동시에 정도는 훨씬 덜 하지만 다리를 펴서 떨어질 때 등에 가해지는 에너지를 재분배한다(주요 장기와 취약한 신체 부위에서 딴 곳으로).

스피드(10점상 8점)

스피드는 충격 순간에 손으로 바닥을 때릴 때 가장 중요하다. 일반적으로 더 빠르게 때리면 에너지가 보다 많이 흡수되어 더 효율적인 낙법이 된다.

파워(10점상 8점)

때리는 팔의 스피드와 파워가 주요 장기에서 딴 곳으로 돌려지는 에너지의 양에 직접 영향을 미친다(때리는 파워가 강할수록 장기의 보호가 강화된다). 대표적인 후방낙법에서는 양손을 동시에 때리도록 요구한다.

정확성(10점상 8점)

때리기의 타이밍은 떨어질 때 에너지를 주요 장기에서 딴 곳으로 돌리는 데 중요하다. 때리기가 너무 늦으면 신체가 떨어질 때의 충격을 이미 받은 상태일 것이다. 때리기가 너무 이르면 떨어질 때의 에너지 흡수가 한층 덜 효율적이다. 그래도 아주 일찍 때리는 것이 너무 늦게 때리는 것보다 더 낫기는 하지만, 전반적으로 충격 순간에 때리는 것이 훨씬 더 낫다.

주요 운동

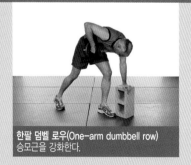

한팔 덤벨 로우(One-arm dumbbell row)
승모근을 강화한다.

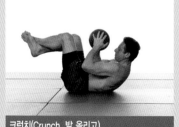

크런치(Crunch, 발 올리고)
중심부 근육을 강화한다.

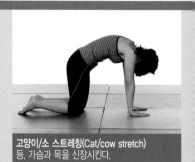

고양이/소 스트레칭(Cat/cow stretch)
등, 가슴과 목을 신장시킨다.

주요 동적 근육

팔 꺾기(그림 없음): 흉근, 전삼각근

팔 때리기: 승모근, 후삼각근, 상완삼두근, 상완요골근, 회내근(안 보임)

신체 굴곡: 복직근

다리 신전: 대퇴사두근

주요 정적 근육

흉근, 삼각근

주요 운동 사슬

후방 및 팔 신전 운동 사슬

Vastus medialis 내측광근
Vastus lateralis 외측광근
Rectus femoris 대퇴직근

Rectus abdominis 복직근
Trapezius 승모근
Triceps brachii 상완삼두근
Brachioradialis 상완요골근

대흉근
Pectoralis major
전삼각근 Anterior deltoid
Posterior deltoid
후삼각근

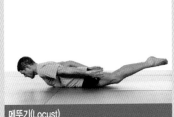

메뚜기(Locust)
신체 후방을 신장시키고 강화한다.

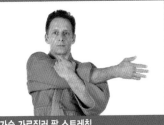

가슴 가로질러 팔 스트레칭
(Arm-across-chest stretch)
어깨를 신장시킨다.

Comments

1) 이러한 종류의 낙법에서 기억해야 하는 가장 중요한 것 하나는 턱을 당겨 머리가 바닥에 부딪히거나 목이 편타성 손상을 입지 않도록 하는 것이다.

2) 기합은 대개 강한 낙법에서 신체 근육의 긴장을 조화시키고, 폐에서 공기를 방출시키며, 또 몸통 근육을 긴장시키기 위해 가르치는데, 이 모두가 내장의 밀림을 감소시키는 역할을 한다.

3) 충격 순간에 엉덩이와 다리는 바닥면보다 높아야 엉덩이를 보호할 수 있으며, 허리를 구부리면 충격 순간이 연장되어 에너지가 분산되는 시간이 더 길어진다.

측방낙법(Side Fall)

측방낙법은 앞서 소개한 후방낙법과 함께 떨어지는 동작을 동반
하는 무술에서 가장 기본적인 2가지 낙법의 하나이다. 이 낙법에
서는 신체의 방향을 돌리고 아래쪽 팔 및 다리로 때려 떨어질 때
측면에 가해지는 에너지를 재분배한다(주요 장기와 취약한 신체
부위에서 딴 곳으로).

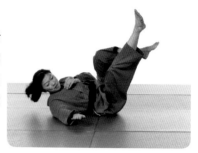

스피드(10점상 6점)

스피드는 충격 순간에 다리 및/혹은 팔로 바닥을 때릴 때 가장 중요하다. 일반적으로 더 빠르게 때리면 에
너지가 보다 많이 흡수되어 더 효율적인 낙법이 된다.

파워(10점상 9점)

때리는 다리 및/혹은 팔의 스피드와 파워가 주요 장기에서 딴 곳으로 돌려지는 에너지의 양에 직접 영향을
미친다(때리는 파워가 강할수록 장기의 보호가 강화된다). 대표적인 측방낙법에서는 아래쪽 팔과 다리를 모
두 동시에 때리도록 요구하나, 때로는 이들의 하나로 때릴 수밖에 없을 것이다. 예를 들어 체위로 인해 아래
쪽 팔로만 때릴 수 있는 경우가 있다. 이렇게 팔로만 때리는 경우는 보다 위험하지만 때로 필요하다.

정확성(10점상 6점)

때리기의 타이밍은 떨어질 때 에너지를 주요 장기에서 딴 곳으로 돌리는 데 중요하다. 때리기가 너무 늦으
면 신체가 떨어질 때의 충격을 이미 받은 상태일 것이다. 때리기가 너무 이르면 떨어질 때의 에너지 흡수가
한층 덜 효율적이다. 그래도 아주 일찍 때리는 것이 너무 늦게 때리는 것보다 더 낫기는 하지만, 전반적으
로 충격 순간에 때리는 것이 훨씬 더 낫다.

주요 운동

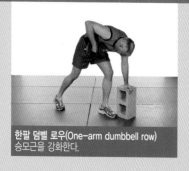

한팔 덤벨 로우(One-arm dumbbell row)
승모근을 강화한다.

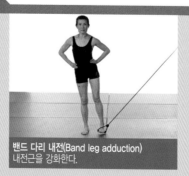

밴드 다리 내전(Band leg adduction)
내전근을 강화한다.

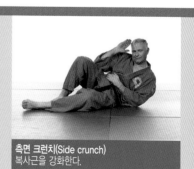

측면 크런치(Side crunch)
복사근을 강화한다.

주요 동적 근육

팔 꺾기(그림 없음): 흉근, 전삼각근

다리 때리기: 중둔근, 복사근

팔 때리기: 승모근, 후삼각근, 상완삼두근, 회내근(안 보임)

주요 정적 근육

복직근, 중삼각근, 대퇴사두근, 봉공근

주요 운동 사슬

측면 및 팔 신전 운동 사슬

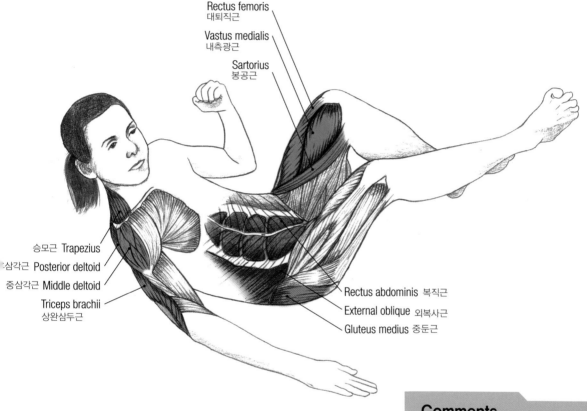

Rectus femoris
대퇴직근

Vastus medialis
내측광근

Sartorius
봉공근

승모근 Trapezius

삼각근 Posterior deltoid

중삼각근 Middle deltoid

Triceps brachii
상완삼두근

Rectus abdominis 복직근

External oblique 외복사근

Gluteus medius 중둔근

Comments

1) 이러한 종류의 낙법에서 기억해야 하는 가장 중요한 것 하나는 턱을 당겨 머리가 바닥에 부딪히거나 목이 편타성 손상을 입지 않도록 하는 것이다.

2) 때로는 위쪽 다리의 발볼을 사용하여 때리기도 하지만, 이 부위가 분산시킬 수 있는 에너지는 아래쪽 팔과 다리에 비해 미미하다. 그러나 무릎의 내측이 서로 부딪히지 않도록 하기 위해서는 위쪽 다리의 위치가 중요하다.

3) 충격 순간에 엉덩이와 다리는 바닥면보다 높아야 엉덩이를 보호할 수 있으며, 허리를 구부리면 충격 순간이 연장되어 에너지가 분산되는 시간이 더 길어진다.

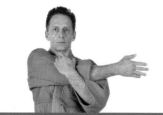

가슴 가로질러 팔 스트레칭
(Arm-across-chest stretch)
어깨를 신장시킨다.

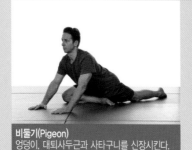

비둘기(Pigeon)
엉덩이, 대퇴사두근과 사타구니를 신장시킨다.

전방낙법(Face Fall)

이 중요한 낙법은 전방으로 착지할 때 몸을 보호한다.
전방낙법은 바로 앞으로 떨어지거나 뛰어 떨어지는 2가
지 방법으로 할 수 있다.

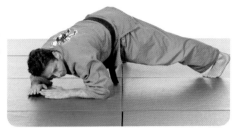

스피드(10점상 4점)
전방낙법에서 스피드는 극대화된다기보다는 조절되는 것
이다. 스피드를 사용하여 팔 때리기(그리고 뛸 경우에 다리 때리기)가 충격 순간과 동시에 일어나도록 해야
한다. 뛰기와 착지에도 모두 주의 깊은 타이밍이 요구된다.

파워(10점상 7점)
뛰어 오르기: 오르기에서는 2가지 동작이 요구된다. 즉 1) 다리를 위로 밀어 몸을 위쪽과 앞쪽으로 추진하
는 동작과 2) 팔을 뒤로 당겨 때리기를 준비하는 동작이다. 이 두 동작이 균형을 이루어야 몸 앞쪽으로 납
작하게 착지할 수 있다. **착지:** 착지에서는 전완으로(그리고 뛰어 수행할 경우에 양발의 볼로) 동시에 강하
게 때리는 동작이 요구된다. 이 동작은 엉덩이를 쳐든 자세 또는 교각 자세로 몸을 착지시키면서 이루어져
야 한다. 이 자세에서는 전완을 팔자 모양으로 하여 손을 모으고 둔부를 의도적으로 바닥에서 상당히 들
어 올려 전완과 발볼로 몸을 지탱함으로써 충격으로부터 골반을 보호해야 한다.

정확성(10점상 8점)
뛰어 오르기: 뛰기의 타이밍에서는 위로 뛰기와 앞으로 회전하기가 주의 깊게 조화를 이루어야 한다. **착지:**
동시에 팔다리로 재빠르고 강한 가격을 가하는 것이 떨어질 때 주요 장기의 보호에 중요하다. 때리기가 너
무 늦으면 신체가 떨어질 때의 충격을 이미 받은 상태일 것이다. 때리기가 너무 이르면 떨어질 때의 에너지
흡수가 한층 덜 효율적이다. 그래도 아주 일찍 때리는 것이 너무 늦게 때리는 것보다 더 낫기는 하지만, 전
반적으로 충격 순간에 때리는 것이 훨씬 더 낫다.

주요 운동

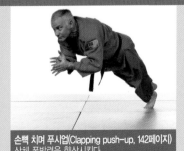

손뼉 치며 푸시업(Clapping push-up, 142페이지)
상체 폭발력을 향상시킨다.

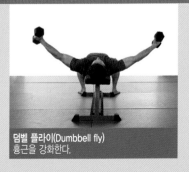

덤벨 플라이(Dumbbell fly)
흉근을 강화한다.

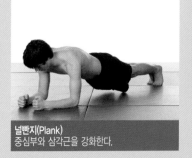

널빤지(Plank)
중심부와 삼각근을 강화한다.

주요 동적 근육: 뛰기(그림 없음)

다리 신전: 대퇴사두근, 종아리 근육

몸 쳐들기: 복직근

팔 준비: 승모근

주요 정적 근육

없음

주요 운동 사슬

후방 및 다리 신전 운동 사슬

주요 동적 근육: 착지

팔 때리기: 흉근, 전삼각근(안 보임), 상완삼두근, 회내근(안 보임)

발 때리기(뛰는 방법에서, 그림 없음): 대퇴사두근, 발목 족배굴근

주요 정적 근육

복직근, 승모근, 중삼각근; (바로 떨어지는 방법에서)

대둔근, 대퇴사두근, 종아리 근육

주요 운동 사슬

팔 신전 운동 사슬

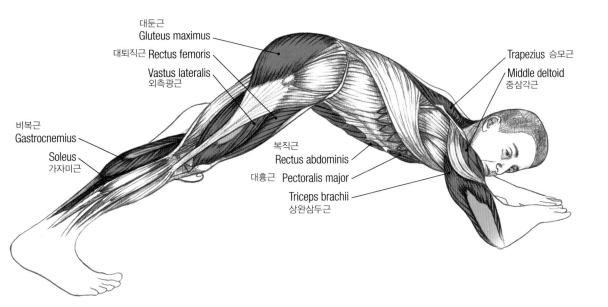

대둔근 Gluteus maximus

대퇴직근 Rectus femoris

Vastus lateralis 외측광근

비복근 Gastrocnemius

Soleus 가자미근

복직근 Rectus abdominis

대흉근 Pectoralis major

Triceps brachii 상완삼두근

Trapezius 승모근

Middle deltoid 중삼각근

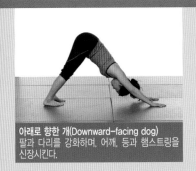

아래로 향한 개(Downward-facing dog)
팔과 다리를 강화하며, 어깨, 등과 햄스트링을 신장시킨다.

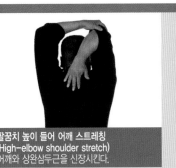

팔꿈치 높이 들어 어깨 스트레칭 (High-elbow shoulder stretch)
어깨와 상완삼두근을 신장시킨다.

Comments

1) 전방 운동 사슬은 신체의 전방을 따라 위치한 근육들로 이루어져 있으며, 여기에는 다리의 대퇴사두근에서 줄곧 위로 가슴의 흉근까지 포함된다. 이러한 운동 사슬의 적절한 긴장이 이 낙법의 수행에 중요하다.

공중회전낙법(Air Fall)

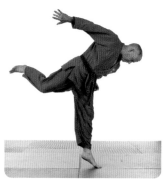

공중회전낙법은 운동으로 할 경우에 뛰어 3/4 공중제비를 하는 단계와 측방낙법으로 착지하는 단계로 이루어진다. 이는 배워야 하는 중요한 낙법인데, 손목메치기에서 지팡이 메치기에 이르기까지 아주 많은 기술이 구사된 후 착지에 사용되기 때문이다. 이 기술은 오르기와 착지의 2단계로 나뉜다.

스피드(10점상 7점)

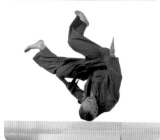

공중회전낙법에서 스피드는 극대화된다기보다는 조절되는 것이다. **오르기:** 뛰는 몸이 3/4 공중제비를 넘은 후 정확히 측면으로 착지하도록 그 높이와 회전 속도가 타이밍이 맞아야 한다. **착지:** 스피드를 사용하여 팔 및 다리 때리기가 충격 순간과 동시에 일어나도록 해야 한다.

파워(10점상 5점)

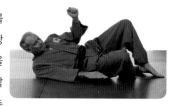

오르기: 오르기에서는 2가지 동작이 요구된다. 즉 1) 지지하는 다리를 위로 밀어 몸을 위쪽으로 추진하는 동작과 2) 위쪽 다리의 발꿈치를 강하게 차서 몸을 앞쪽으로 회전시키는 동작이다. 이 두 동작이 균형을 이루어야 몸의 측면으로 납작하게 착지할 수 있다. **착지:** 착지는 측방낙법으로 아래쪽 팔과 다리로 동시에 강하게 때리는 동작을 요구한다. 측방낙법과 유일하게 구별되는 점은 측방낙법이 후방이나 전방 회전으로 수행될 수 있지만 공중회전낙법은 항상 전방 회전을 사용한다는 것이다.

정확성(10점상 8점)

오르기: 뛰기의 타이밍에서는 위로 뛰기와 회전을 위한 뒤로 발꿈치 차기가 주의 깊게 조화를 이루어야 한다. **착지:** 떨어질 때 에너지를 주요 장기에서 딴 곳으로 돌리기 위해서는 때리기의 타이밍이 중요하다. 때리기가 너무 늦으면 신체가 떨어질 때의 충격을 이미 받은 상태일 것이다. 때리기가 너무 이르면 떨어질 때의 에너지 흡수가 한층 덜 효율적이다. 그래도 아주 일찍 때리는 것이 너무 늦게 때리는 것보다 더 낫기는 하지만, 전반적으로 충격 순간에 때리는 것이 훨씬 더 낫다.

주요 운동

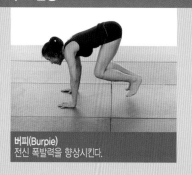

버피(Burpie)
전신 폭발력을 향상시킨다.

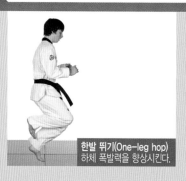

한발 뛰기(One-leg hop)
하체 폭발력을 향상시킨다.

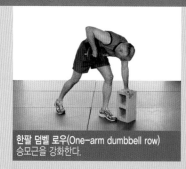

한팔 덤벨 로우(One-arm dumbbell row)
승모근을 강화한다.

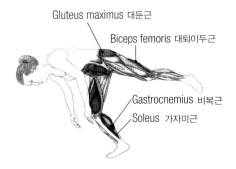

Gluteus maximus 대둔근
Biceps femoris 대퇴이두근
Gastrocnemius 비복근
Soleus 가자미근

주요 동적 근육: 뛰기
아래쪽 다리 신전: 대퇴사두근, 종아리 근육
위쪽 다리 발꿈치 차기: 대둔근, 햄스트링
몸 들이밀기: 복직근

주요 운동 사슬
후방 및 다리 신전 운동 사슬

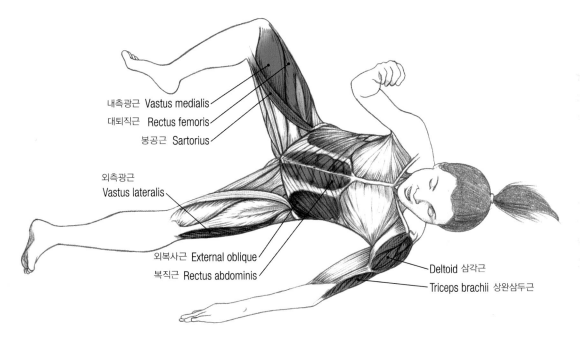

내측광근 Vastus medialis
대퇴직근 Rectus femoris
봉공근 Sartorius
외측광근 Vastus lateralis
외복사근 External oblique
복직근 Rectus abdominis
Deltoid 삼각근
Triceps brachii 상완삼두근

주요 동적 근육: 착지
다리 때리기: 중둔근(안 보임), 외측광근
다리 벌리기: 봉공근
팔 꺾기(그림 없음): 흉근, 삼각근
팔 때리기: 삼각근, 상완삼두근, 회내근(안 보임)

주요 정적 근육
복근, 대퇴사두근

주요 운동 사슬
측면 및 팔 신전 운동 사슬

Comments

1) 이 낙법에서 봉공근은 동적 근육으로 분류되어 있는데, 위쪽 무릎을 위로 그리고 아래쪽 무릎과 반대 방향으로 당기는 데 사용해 착지 순간 두 무릎 이 부딪히지 않도록 하기 때문이다.

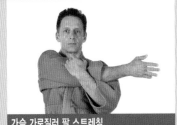

가슴 가로질러 팔 스트레칭
(Arm-across-chest stretch)
어깨를 신장시킨다.

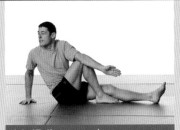

앉아 비틀기(Seated twist)
척추의 유연성을 향상시킨다.

CHAPTER 6
무기 사용 기술 WEAPONS

무술에서 무기의 사용은 아주 다양하다. 검도와 같은 일부 무술은 오직 특정한 무기만을 사용한다. 다른 일부 무술은 여러 가지 무기로부터의 공격에 대한 방어에 치중한다. 또 다른 일부 무술은 다수의 무기를 방어와 공격에 모두 활용하는 방법을 가르친다. 무기는 어떻게 사용하는지에 상관없이 사용자의 도달 범위, 스피드와 파워를 크게 확대할 수 있다.

　이 장에서는 죽도, 지팡이, 톤파(tonfa)와 짧은 막대기를 사용하는 기술을 소개한다. 이들 무기는 모두 상대를 가격하기 위해 사용하나, 그 사용 방법이 다양하게 서로 다르다. 죽도는 거의 전신이 타격에 관여하지만, 기타 3가지 무기는 신체의 일부로 타격하는 데 초점을 둔다. 또한 이들 무기는 공격에 대한 방어에 사용할 수도 있다.

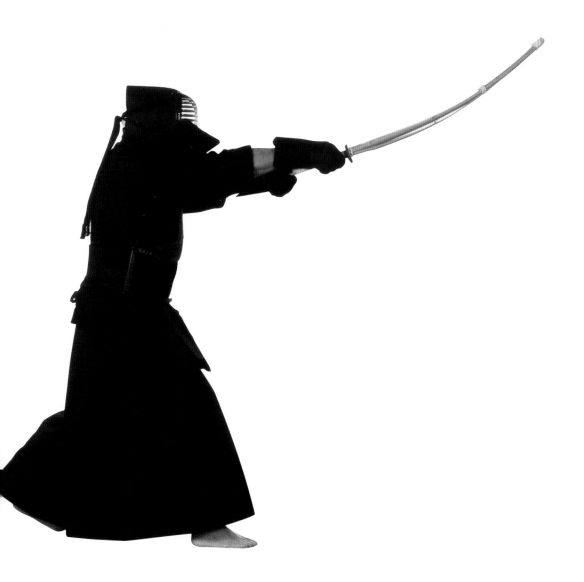

무기 사용 기술

- 죽도 타격
- 지팡이 찌르기
- 톤파 찌르기
- 짧은 막대 타격

죽도 타격(Shinai Strike)

검도에서 죽도로 머리를 타격하는 동작은 무술에서 단일의 가장 절제된 동작 가운데 하나로 스피드, 파워와 정확성의 까다로운 결합을 요구한다. 이 기술은 근육을 이완시켜 앞으로 추진될 수 있도록 하고, 그런 다음 근육을 역동적으로 움직여 근육이 몸을 가속시킬 수 있게 하며, 마지막으로 근육을 긴장시켜 근육이 체중을 타격에 실을 수 있도록 하는 개념을 완벽하게 보여준다.

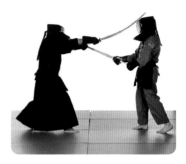

스피드(10점상 7점)

스피드는 뒤쪽 발의 추진으로 시작되고 앞으로 손목 꺾기와 함께 끝나는 채찍 같은 동작에서 생성된다. 가격의 최종 스피드는 발놀림, 팔 스윙 및 신전이 조화를 이루고 이러한 조화가 궁극적인 손목 꺾기와 결합되는 것에 달려 있다. 팔을 앞으로 스윙하기 위해 가슴, 등 및 어깨 근육이 협동하는 메커니즘은 아주 복잡하며, 사람들은 움직임의 모든 측면을 기술하기 위해 이를 오랫동안 연구해왔다.

파워(10점상 8점)

팔 신전, 손목 꺾기와 발놀림이 궁극적으로 타격에 상당한 파워를 전달한다. 일부 주요 요인은 다음과 같다.
가격 시 손 회내: 가격 순간에 죽도의 자루가 차오르는 경향이 있으므로, 가격 순간에 손을 아래로 돌려 죽도의 꼭대기를 확고하게 거머쥐도록 해야 한다. 이렇게 하면 가격의 파워가 상당히 상실되는 것을 막을 수 있다.
팔 스윙: 초보자는 가격에 파워를 더 많이 실으려는 헛된 시도로 팔을 몸 쪽으로 들이 당기는 경향이 있다. 진정한 파워는 죽도를 쭉 뻗는 데서 오며, 이에 따라 가격 순간에 팔을 신전시켜야 한다.

정확성(10점상 10점)

죽도 타격의 표적은 상대의 둥근 호면 꼭대기인데, 이는 가격하기가 아주 어렵다. 완벽하게 타격을 가해야만 파워가 상대로 이어질 수 있다. 그러나 잘 가해진 타격에 의해 호면 속에서 아주 강하게 가격을 받아 몸이 아래로 쏠리는 바람에 발꿈치에 멍이 들었다는 소리를 심심찮게 듣는다.

주요 운동

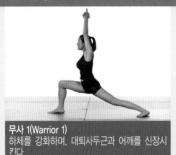
무사 1(Warrior 1)
하체를 강화하며, 대퇴사두근과 어깨를 신장시킨다.

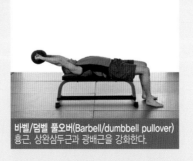
바벨/덤벨 풀오버(Barbell/dumbbell pullover)
흉근, 상완삼두근과 광배근을 강화한다.

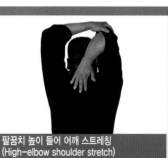
팔꿈치 높이 들어 어깨 스트레칭 (High-elbow shoulder stretch)
어깨와 상완삼두근을 신장시킨다.

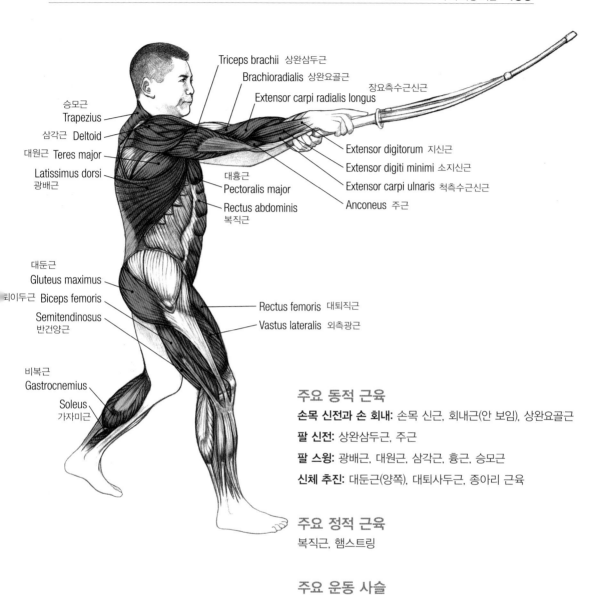

Triceps brachii 상완삼두근
Brachioradialis 상완요골근
장요측수근신근
Extensor carpi radialis longus

승모근
Trapezius
삼각근 Deltoid
대원근 Teres major
Latissimus dorsi
광배근

대흉근
Pectoralis major
Rectus abdominis
복직근

Extensor digitorum 지신근
Extensor digiti minimi 소지신근
Extensor carpi ulnaris 척측수근신근
Anconeus 주근

대둔근
Gluteus maximus
퇴이두근 Biceps femoris
Semitendinosus
반건양근

Rectus femoris 대퇴직근
Vastus lateralis 외측광근

비복근
Gastrocnemius
Soleus
가자미근

주요 동적 근육

손목 신전과 손 회내: 손목 신근, 회내근(안 보임), 상완요골근

팔 신전: 상완삼두근, 주근

팔 스윙: 광배근, 대원근, 삼각근, 흉근, 승모근

신체 추진: 대둔근(양쪽), 대퇴사두근, 종아리 근육

주요 정적 근육

복직근, 햄스트링

주요 운동 사슬

후방 및 팔 신전 운동 사슬

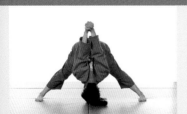

다리 벌려 전방 굴곡+어깨 스트레칭
(Wide-leg forward bend+Shoulder stretch)
햄스트링과 어깨를 신장시킨다.

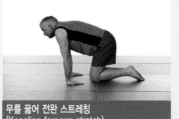

무릎 꿇어 전완 스트레칭
(Kneeling forearm stretch)
손목과 전완을 신장시킨다.

Comments

1) 가격 순간에 손의 회내는 가격에 파워를 추가하는 것 외에 가격 시 죽도가 뒤로 차올려지는 것으로부터 엄지손가락을 보호하는 데에도 필요하다. 손의 회내를 잊은 초보자는 엄지손가락에 심한 손상을 입을 수 있다.

2) 검도 수련자는 "기검체 일치"라는 말로 타격을 가한다.

지팡이 찌르기(Cane Thrust)

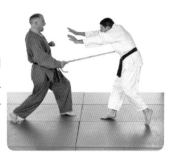

지팡이 찌르기는 기타 많은 지팡이 기술에 비해 아주 강하거나 빠르지는 않으나, 작은 표면적(지팡이 끝)으로 타격하기 때문에 막기 어렵고 상당한 국소 손상을 입힐 수 있다. 이러한 타격의 표적은 대개 배, 얼굴 또는 목이다.

스피드(10점상 5점)

팔을 앞으로 내미는 것이 대부분의 스피드를 생성한다. 이 동작은 뒤쪽 발에서 시작되는 보통의 추진 운동 사슬에서 마지막 부분이며, 여기서 지팡이는 바닥과 대략 평행해야 하고 일직선으로 밀어야 한다. 지팡이를 곡선으로 찔러 올리면 의도한 표적을 벗어나는 경향이 있다.

파워(10점상 4점)

팔을 앞으로 내미는 것이 타격의 파워를 생성하나, 파워는 전달하기가 어렵다. 파워를 생성하는 주요 요인은 다음과 같다.

전완 정렬: 지팡이의 손잡이는 가격 순간에 전완과 정확히 정렬되어야 한다. 이렇게 하지 않으면 손목이 구부러지고 타격이 거의 효과적이지 못하다.

팔 회외: 전완을 위로 비틀면 가격 시 전완이 경직된다. 지팡이 찌르기에서는 회외와 회내를 모두 가르치지만, 회외가 가장 흔하고 가장 강하다.

엉덩이 고정: 상대방의 배를 타격할 때 타격하는 팔꿈치를 타격 쪽 엉덩이 앞으로 밀리게 하면 가격에 파워를 보태고 대개 상대의 무게중심 근처를 가격해 일어나는 반동을 없앤다.

지팡이의 자루를 잡은 손바닥: 타격하는 손의 손바닥으로 지팡이의 구부러진 자루를 잡되 여전히 손을 지팡이의 손잡이와 정렬하면 힘의 라인이 전완을 따라 이동하여 곧바로 지팡이를 따라 가서 표적으로 이어진다.

정확성(10점상 8점)

지팡이 찌르기에서는 표적이 제한되어 있기 때문에 대단히 높은 정확성이 요구된다. 배를 가격하는 것이 가장 쉬운 반면, 얼굴과 목을 타격하는 것은 표적이 작고 일관되게 가격하기 위해서는 높은 정확성이 요구되므로 상당히 더 어렵다.

주요 운동

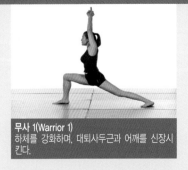

무사 1(Warrior 1)
하체를 강화하며, 대퇴사두근과 어깨를 신장시킨다.

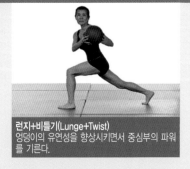

런지+비틀기(Lunge+Twist)
엉덩이의 유연성을 향상시키면서 중심부의 파워를 기른다.

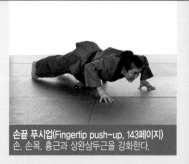

손끝 푸시업(Fingertip push-up, 143페이지)
손, 손목, 흉근과 상완삼두근을 강화한다.

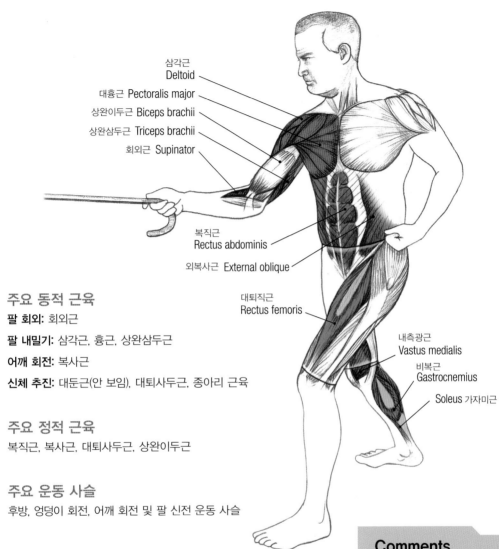

삼각근
Deltoid

대흉근 Pectoralis major

상완이두근 Biceps brachii

상완삼두근 Triceps brachii

회외근 Supinator

복직근
Rectus abdominis

외복사근 External oblique

대퇴직근
Rectus femoris

내측광근
Vastus medialis

비복근
Gastrocnemius

Soleus 가자미근

주요 동적 근육

팔 회외: 회외근

팔 내밀기: 삼각근, 흉근, 상완삼두근

어깨 회전: 복사근

신체 추진: 대둔근(안 보임), 대퇴사두근, 종아리 근육

주요 정적 근육

복직근, 복사근, 대퇴사두근, 상완이두근

주요 운동 사슬

후방, 엉덩이 회전, 어깨 회전 및 팔 신전 운동 사슬

Comments

1) 지팡이 찌르기 공격에는 많은 변형동작이 있으며, 여기서 그림으로 보여주는 2가지 흔한 동작에는 유효 거리, 스피드, 파워와 무기의 안정성이란 면에서 상당한 상반관계가 있다. 위의 그림에서는 공격하는 팔꿈치가 몸에서 멀리 뻗어 있다. 이렇게 하면 기술의 유효 거리와 스피드가 향상되지만 파워와 안정성이 감소한다. 반면 앞 페이지의 그림은 공격하는 팔꿈치가 엉덩이에 고정되어 있는 모습을 보여준다. 이는 타격의 파워와 안정성을 증가시키지만 가격의 유효 거리와 스피드를 감소시킨다. 이러한 종류의 상반관계는 무술 기술에서 흔하다.

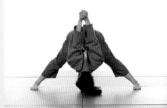

다리 벌려 전방 굴곡+어깨 스트레칭
(Wide-leg forward bend+Shoulder stretch)
햄스트링과 어깨를 신장시킨다.

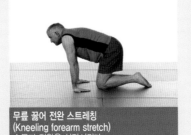

무릎 꿇어 전완 스트레칭
(Kneeling forearm stretch)
손목과 전완을 신장시킨다.

톤파 찌르기(Tonfa Thrust)

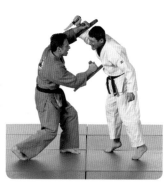

톤파 찌르기는 기본적으로 바로 지르기와 바탕손 치기를 접목시킨 것이다. 오른쪽 그림에서 타격은 톤파의 머리를 타격면으로 사용하고 아울러 첫째 톤파로 타격하면서 둘째 톤파를 사용해 전완 막기를 증강시킨다. 또한 톤파는 휘두르는 무기로도 사용한다.

스피드(10점상 5점)

스피드는 바탕손 치기의 경우와 비슷하다. 톤파를 너무 꽉 잡지 않아 팔 근육을 이완시키면 스피드가 더 빨라질 수 있다. 톤파는 찌르기와 휘두르기에 모두 사용하므로, 직선으로 나가는 스피드(찌르기의 경우)와 좌우로 움직이는 스피드(톤파의 측면으로 내리치거나 후려갈기는 경우)가 모두 매우 중요하다.

파워(10점상 6점)

톤파의 최종 추진은 바탕손 내밀기에 기반한다. 파워를 생성하는 주요 요인은 다음과 같다.

팔 회내/회외: 이 기술에서는 톤파로 타격하면서 팔의 회내나 회외가 요구된다(둘 다 전완을 경직시킨다). 일반적으로 똑바로 또는 아래로 찌르기에서는 회내를 더 사용하는 반면 위로 찌르기에서는 회외를 더 사용한다.

정확성(10점상 6점)

가격 부위는, 특히 몸이 표적인 경우에 기타 일부 타격보다 정확성을 덜 요구한다. 많은 지도자는 명치와 엉덩이 사이(몸통)를 표적으로 찌르는 타격이 타당하다고 가르친다. 얼굴과 팔다리 같이 기타 표적을 타격하려면 정확성이 상당히 더 요구되며, 이 때문에 이러한 표적에는 후려갈기는 동작과 같은 가격을 더 흔히 사용한다.

주요 운동

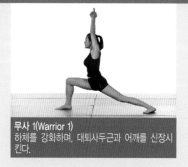
무사 1(Warrior 1)
하체를 강화하며, 대퇴사두근과 어깨를 신장시킨다.

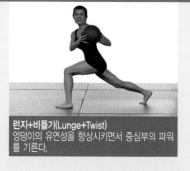
런지+비틀기(Lunge+Twist)
엉덩이의 유연성을 향상시키면서 중심부의 파워를 기른다.

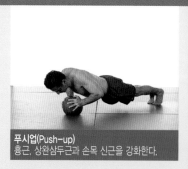
푸시업(Push-up)
흉근, 상완삼두근과 손목 신근을 강화한다.

주요 동적 근육

팔 회내 또는 회외: 회내근(안 보임), 회외근

팔 신전: 삼각근, 승모근, 상완삼두근

몸 비틀기: 복사근(안 보임)

신체 추진: 대둔근, 대퇴사두근, 종아리 근육

주요 정적 근육

복직근, 대퇴사두근, 종아리 근육, 승모근

주요 운동 사슬

후방, 엉덩이 회전, 어깨 회전 및 팔 신전 운동 사슬

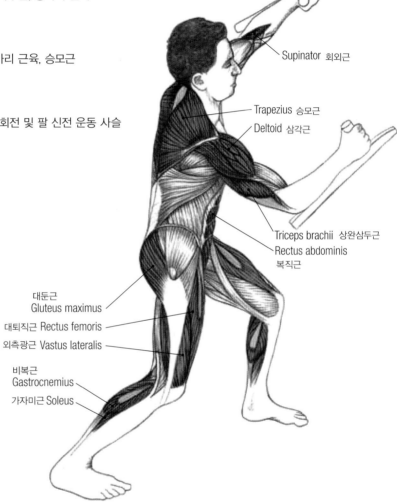

Supinator 회외근

Trapezius 승모근
Deltoid 삼각근

Triceps brachii 상완삼두근
Rectus abdominis
복직근

대둔근
Gluteus maximus

대퇴직근 Rectus femoris

외측광근 Vastus lateralis

비복근
Gastrocnemius

가자미근 Soleus

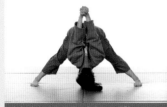

**다리 벌려 전방 굴곡+어깨 스트레칭
(Wide-leg forward bend+Shoulder stretch)**
햄스트링과 어깨를 신장시킨다.

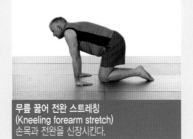

**무릎 꿇어 전완 스트레칭
(Kneeling forearm stretch)**
손목과 전완을 신장시킨다.

Comments

1) 둘째 톤파는 타격하는 사람을 보호하기 위해 사용하나, 그 몸통이 타격하는 전완을 따라 놓이는 첫째 톤파도 특히 무장한 상대에 대한 방어를 돕는다.

짧은 막대 타격(Short Stick Strike)

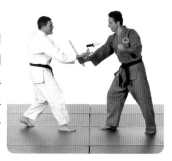

짧은 막대는 길이가 15센티미터에서 60센티미터 이상인 것까지 폭넓게 정의되는 무기이고 가볍고 휘는 재질에서 무겁고 단단한 재질에 이르기까지 여러 가지 재료로 만들어진다. 막대는 이렇게 서로 달라 스피드와 파워가 상반관계를 띤다. '단단한' 표적은 흔히 머리, 전완(오른쪽 그림에서처럼), 정강이 그리고 팔꿈치와 무릎 같은 관절이며, '부드러운' 표적에는 사타구니, 복부, 콩팥 등이 있다.

스피드(10점상 6점)

스피드는 막대의 길이 및 무게와 아울러 최종적인 손목 꺾기(때로 '드러머의 꺾기'라 함)에 크게 의존한다. 또한 쥐기도 아주 중요하며, 쥐는 힘의 대부분은 엄지와 집게손가락 사이에 있고 이는 회전축이 된다. 나머지 손가락을 가볍게 쥐면 무기를 꺾을 수 있다.

파워(10점상 5점)

가격의 스피드와 파워 간에는 상반관계가 있다. 일반적으로 손목을 회내시키면 파워가 증가하지만(전완의 뼈를 비틀면 체중이 보다 효율적으로 전달된다) 스피드는 감소한다. 가격의 방향에 따라(예를 들어 바깥쪽에서 안쪽으로, 안쪽에서 바깥쪽으로, 혹은 위에서 아래로) 엉덩이 회전, 어깨 회전과 팔 신전이 파워 생성에서 보다 크거나 보다 작은 역할을 하게 된다. 하나 흥미로운 연습용 훈련은 한쪽 사람에게 패드를 댄 막대를 들게 하고 파트너에게는 그 사람의 팔 위를 붙잡게 하는 것이다. 그런 다음 붙잡힌 사람이 막대로 타격하도록 한다. 이렇게 팔 위를 붙잡으면(상완 또는 하완 위를 붙잡느냐에 따라) 엉덩이 및/혹은 어깨의 사용이 크게 제한되므로, 가격의 파워가 팔 신전과 손목 꺾기로 국한된다.

정확성(10점상 8점)

위에서 나열한 단단한 표적에서는 짧은 막대의 단단함을 이용하지만, 사타구니(대개 올려치기가 요구된다)와 부유 늑골 또는 하부 늑골 같은 기타 표적도 가능하다. 정한 표적에서 '딱 멈추는' 가격을 정확히 가하는 것이 중요하다(대개 다리 혹은 머리에). 그러나 상대가 무기로 공격할 경우에는 그 무기를 최우선으로 고려해야 한다. 이 경우에 상대의 전완에서 엄지손가락 측면(요골)을 타격하면 팔을 저리게 하거나 부러뜨릴 수도 있기 때문에 흔히 가장 효과적이다.

주요 운동

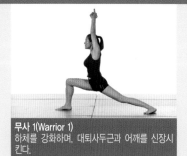

무사 1(Warrior 1)
하체를 강화하며, 대퇴사두근과 어깨를 신장시킨다.

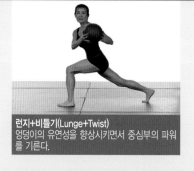

런지+비틀기(Lunge+Twist)
엉덩이의 유연성을 향상시키면서 중심부의 파워를 기른다.

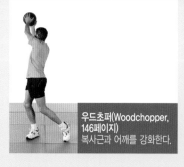

우드초퍼(Woodchopper, 146페이지)
복사근과 어깨를 강화한다.

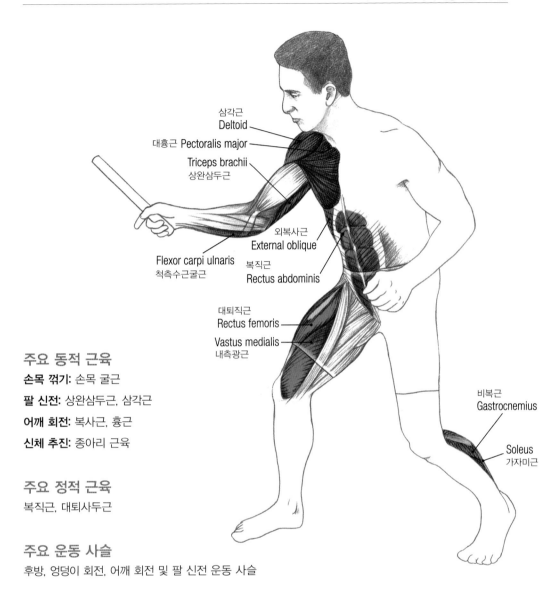

삼각근
Deltoid

대흉근 Pectoralis major

Triceps brachii
상완삼두근

외복사근
External oblique

Flexor carpi ulnaris
척측수근굴근

복직근
Rectus abdominis

대퇴직근
Rectus femoris

Vastus medialis
내측광근

비복근
Gastrocnemius

Soleus
가자미근

주요 동적 근육
손목 꺾기: 손목 굴근

팔 신전: 상완삼두근, 삼각근

어깨 회전: 복사근, 흉근

신체 추진: 종아리 근육

주요 정적 근육
복직근, 대퇴사두근

주요 운동 사슬
후방, 엉덩이 회전, 어깨 회전 및 팔 신전 운동 사슬

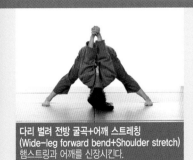

다리 벌려 전방 굴곡+어깨 스트레칭
(Wide-leg forward bend+Shoulder stretch)
햄스트링과 어깨를 신장시킨다.

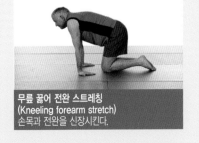

무릎 꿇어 전완 스트레칭
(Kneeling forearm stretch)
손목과 전완을 신장시킨다.

Comments

1) 막대로 표적을 가격하기 전에 막대에 금이 가거나 쪼개진 곳이 있는지를 확인한다. 막대가 부러지면 특히 눈에 심한 부상을 입을 수 있다.
2) 막대를 달리 쥐는 흔한 방법은 넷째손가락과 새끼손가락으로 쥐고 이를 회전축으로 이용하는 것이다. 이렇게 하면 손목 꺾기, 따라서 타격의 스피드와 파워도 변화한다.

부록 1: 무술 특이적 운동에 대한 설명

다음은 이 책에 소개된 덜 전통적인 운동에 대한 설명이다.

몸 끌고-당기기 (Body drag-pull)

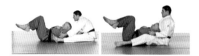

'파트너는 등을 대고 누워 다리를 구부리고, 발을 바닥에서 떼며, 양팔을 가슴에서 교차시킨다.' 파트너 뒤에 앉아 다리를 파트너의 엉덩이 옆에 두고 파트너의 상완삼두근/겨드랑이 밑을 잡는다. 무릎을 구부린 다음 강하게 펴서 자신을 파트너의 뒤쪽으로 출발시킨다. 등의 근육을 사용하여 파트너를 자신 쪽으로 당긴다. 부상을 방지하기 위해서는, 특히 무거운 사람과 운동할 경우에 등을 구부린 채 당기기를 시작해서는 안 된다.

손뼉 치며 푸시업 (Clapping push-up)

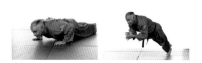

표준 푸시업을 수행하되 폭발적으로 바닥에서 떨어져 손뼉 칠 시간이 충분히 생기도록 한다. 몸이 착지하기 전에 손바닥을 바닥으로 되돌리고, 바닥을 늦게 짚어 바닥에 얼굴을 부딪칠 경우에 대비해 머리를 한쪽으로 약간 돌린다. 우선은 무릎을 꿇고 연습하며, 몸통과 엉덩이를 똑바로 유지한다. 난이도를 올리려면 두 번 손뼉치기를 추가한다.

몸 가로질러 아래로 밴드 당기기 (Cross-body downward band pull)

반대쪽 귀 옆에서 밴드를 잡는다. 아래로 그리고 가슴을 가로질러 엉덩이 쪽으로 당긴다. 천천히 동작을 거꾸로 한다.

데드리프트 (Deadlift)

'파트너는 옆으로 눕는다.' 정강이를 파트너의 등과 둔부에 댄 채 선다. 등을 곧게 편 채 쪼그려 앉고 대략 가까운 쪽 어깨와 아래쪽 다리의 무릎에서 파트너의 도복을 잡는다. 등을 곧게 펴고 파트너를 정강이에 댄 상태를 유지하면서, 다리를 펴서 파트너를 들어 올린다.

손끝 푸시업 (Fingertip push-up)

손끝만을 바닥에 댄 채 푸시업을 수행하며, 이는 손목 안정성을 더 많이 요구한다. 손끝을 더 적게 사용하면 손가락 관절에 가해지는 압력이 증가하며, 엄지손가락 만으로 하는 푸시업은 이 손가락 관절에 큰 스트레스 를 가할 수 있기 때문에 주의해서 해야 한다.

반달 + 크런치 (Half moon + Crunch)

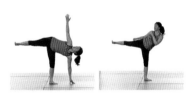

반달 자세를 취한다(균형이 문제가 되면 벽에 기대서). 지지하는 다리와 엉덩이를 움직이지 않으면서, 측면 크 런치를 수행해 상체가 엉덩이 높이 위로 오도록 한다.

물구나무서 푸시업 (Handstand push-up)

물구나무선 자세를 취한다(상체 근력이 충분하지 않을 경우에는 다리를 잡아줄 파트너가 필요할 수도 있다). 팔꿈치를 구부려 머리를 바닥에 닿게 한 다음, 다시 편다.

하이 슈트 (High shoot)

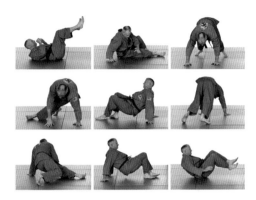

1. 등을 대고 눕는다. 2. 몸통을 일으켜 앉은 자세를 취하고 한쪽으로 돌린다(그림에서는 오른쪽으로). 3. 몸을 바닥에서 들고, 90도 돌리며, 손으로 바닥을 짚는다. 4. 왼쪽 다리를 몸 아래로 가로질러 내뻗고, 같은 방향으로 몸을 또 한 번 90도 돌린다. 5. 가슴이 위로 천장을 향하게 하면서 손으로 바닥을 짚는다. 6. 몸을 또 한 번 90도 돌리고 다시 돌려 푸시업 자세를 취한다. 7. 왼쪽 다리를 몸 아래로 가로질러 내뻗는다. 8. 같은 방향으로 몸을 또 한 번 90도 돌리고, 가슴이 위로 천장을 향하게 하면서 손으로 바닥을 짚는다. 9. 앉고 몸통을 뒤로 굴린다. 이 제 몸은 시작 자세에서 360도 회전되었고 척추와 관련 해서는 720도 회전이 이루어진 셈이다.

자벌레 (Inchworm)

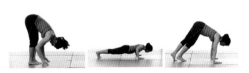

전방 굴곡 자세에서 시작한다. 운동 내내 다리를 편 상태를 유지하며, 손을 내딛어 푸시업 자세를 취한다. 푸시업을 한 다음, 다시 다리를 앞으로 거두어들인다. 계속해서 앞으로 이동한다.

안에서 바깥으로 밴드 당기기
(In-to-out band pull)

한쪽 엉덩이 옆에서 밴드를 쥔다. 반대쪽 손으로 밴드를 잡고(팔꿈치를 늑골 옆에 붙이고 손바닥이 몸통을 향하게 한다), 팔꿈치를 회전축으로 바깥막기를 수행한다.

180/360도 회전 점프
(Jump with 180/360-degree turn)

선 자세에서 뛰어 180/360도 회전한다. 견고한 스탠스로 착지한다.

무릎 올리기 (Knee raise)

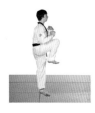

폭발적으로 한쪽 무릎을 가슴으로 당기며, 다리를 교대하면서 한다. 운동을 보다 역동적으로 하려면 뛰기를 추가한다.

등 짚고 뛰어넘기 + 기기 (Leap frog + Crawl)

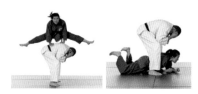

'파트너는 몸을 구부리고 손으로 머리를 보호한다.' 파트너의 등을 짚고 뛰어넘어 착지하고 즉시 파트너의 다리 사이를 기어간다.

로우 슈트 (Low shoot)

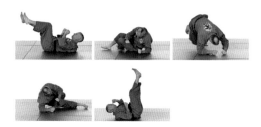

1. 등을 대고 눕는다. 2. 몸통을 일으켜 앉은 자세를 취하고 한쪽으로 돌린다(그림에서는 왼쪽으로). 3. 몸을 90도 돌리며, 양쪽 전완을 바닥에 대고 몸을 바닥에서 든다. 4. 오른쪽 다리를 몸 아래로 가로질러 내뻗고, 같은 방향으로 몸을 또 한 번 90도 돌린다. 5. 가슴이 다시 천장을 향하게 하면서 앉고 몸통을 뒤로 굴린다. 이제 몸은 시작 자세에서 180도 회전되었고 척추와 관련해서는 360도 회전이 이루어진 셈이다.

한쪽 다리 교각 + 엉덩이 딥 (One-legged bridge + Hip dip)

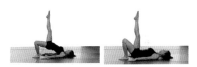

교각 자세를 취한다. 엉덩이를 수평으로 유지하면서 한쪽 다리를 천장으로 뻗어 올린다. 엉덩이를 바닥으로 내린 다음, 시작 자세로 되돌린다.

사방 굴리기 (Roll around)

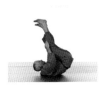

무릎을 잡고, 등을 구부리며, 턱을 당긴 상태에서 몸통을 앞으로, 뒤로, 양옆으로 굴린다.

벽 따라 옆차기 (Side kick extension along wall)

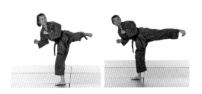

벽에 기대어 서서 옆차기를 위해 다리를 접으며, 발꿈치는 운동 내내 벽에 댄 상태를 유지한다. 천천히 다리를 뻗고 접어 들인다.

윗몸 일으켜 지르기 (Sit-up with punch)

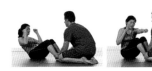

윗몸일으키기를 하고, 몸통을 한쪽으로 비틀며, 지르기를 한다. 몸통을 다른 쪽으로 비틀고, 지르기를 한다.

파트너 들어 스쿼트 (Squat with partner)

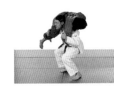

파트너를 어깨나 엉덩이를 가로질러 걸친 상태에서 스쿼트를 수행한다. 등이나 무릎에 부상을 입지 않으려면 자세가 매우 중요하다.

서서 밴드 당기기 (Standing band pull)

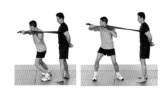

메치기 연습용으로는 다음 2가지 응용동작이 있다: 1) 파트너에 대해 옆으로 서서 각각의 손으로 밴드의 각 끝을 잡고 당기는 동작과 2) 파트너의 앞에 서서 각각의 손으로 밴드의 각 끝을 잡고 당기는 동작이다.

바로 누워 다리 푸시다운 (Supine leg push-down)

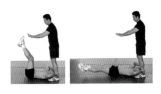

등을 대고 누워 파트너의 발목을 잡는다. 다리를 천장으로 올린다. 파트너가 다리를 바닥으로 밀되, 바로 아래로 또는 측면으로 민다. 중심부 근육을 사용해 다리가 바닥을 때리지 않도록 한 다음 다시 들어 올리며, 등이 아치를 이루게 해서는 안 된다.

T자 자세 + 반대쪽 발가락 터치 (T + Opposite toe touch)

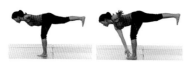

선 자세에서 한쪽 다리를 몸 뒤로 올리고 상체를 내려 몸이 머리에서 발꿈치까지 일직선을 형성하도록 한다. 팔을 양옆으로 내뻗어 T자 자세를 만든다. 허리를 약간 구부려 반대쪽 손이 반대쪽 발에 닿도록 한다. T자 자세로 되돌아가고, 한 발짝 앞으로 나가 반복한다.

T자 푸시업 (T push-up)

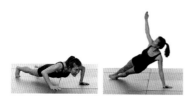

푸시업을 한 다음, 몸을 한쪽으로 열어 팔을 천장으로 뻗친다.

발가락 걷기 (Toe walk)

양발의 볼로 서서 발꿈치를 가능한 한 높이 올리고 걷는다.

무사 2 밴드 당기기 (Warrior 2 band pull)

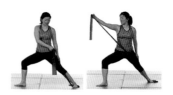

펴진 다리의 발로 밴드의 한쪽 끝을 밟은 채 무사 2 자세로 서며, 먼 쪽 손으로 다른 쪽 끝을 잡고 가까운 쪽 팔은 몸 옆으로 유지한다. 손을 펴진 다리의 엉덩이에 둔 채 시작하고 팔꿈치로 이끌면서, 가슴을 가로질러 밴드를 천천히 당겨 팔이 완전히 펴지도록 한다. 천천히 동작을 거꾸로 한다.

우드초퍼 (Woodchopper)

양손으로 메디신볼을 한쪽으로 높이 든다. 몸통을 비틀어 볼을 다른 쪽으로 내린다.

부록 2: 근육과 그 작용

근육	근육의 작용
Adductor brevis 단내전근	엉덩이에서 넓적다리 내전
Adductor longus 장내전근	엉덩이에서 넓적다리 내전과 내회전
Adductor magnus 대내전근	넓적다리 내전
Anconeus 주근	팔꿈치에서 전완 신전 시 상완삼두근 보조
Biceps brachii 상완이두근	팔꿈치에서 전완 굴곡, 굴곡된 전완 회외
Biceps femoris 대퇴이두근	무릎에서 다리 굴곡, 엉덩이에서 넓적다리 신전
Brachialis 상완근	팔꿈치에서 모든 방향으로 전완 굴곡
Brachioradialis 상완요골근	팔꿈치에서 중간 회내 시 전완 굴곡
Deltoid 삼각근	전: 팔 굴곡과 내회전; 중: 팔 외전; 후: 팔 신전과 외회전
Extensor carpi radialis 요측수근신근	손목에서 손 신전과 외전
Extensor carpi ulnaris 척측수근신근	손목에서 손 신전과 내전
Extensor digitorum 지신근	손목에서 손 신전
Extensor digitorum longus 장지신근	발목 족배굴곡
Extensor hallucis longus 장무지신근	엄지발가락 신전, 발목 족배굴곡
Flexor carpi radialis 요측수근굴근	손목에서 손 굴곡과 외전
Flexor carpi ulnaris 척측수근굴근	손목에서 손 굴곡과 내전
Gastrocnemius 비복근	발목 족저굴곡, 무릎에서 다리 굴곡
Gluteus maximus 대둔근	엉덩이에서 넓적다리 신전, 엉덩이 외회전
Gluteus medius 중둔근	엉덩이에서 넓적다리 외전, 엉덩이 내회전
Gluteus minimus 소둔근	엉덩이에서 넓적다리 외전, 엉덩이 내회전
Gracilis 박근	엉덩이에서 넓적다리 내전, 무릎에서 다리 굴곡과 내회전
Iliopsoas 장요근	엉덩이에서 넓적다리 굴곡
Latissimus dorsi 광배근	상완 신전, 내전과 내회전
Obliques, external/internal 외/내복사근	몸통 굴곡과 회전
Obturator externus/internus 외/내폐쇄근	엉덩이에서 넓적다리 외회전
Pectineus 치골근	엉덩이에서 넓적다리 내전과 굴곡
Pectoralis major 대흉근	팔 굴곡, 내전과 내회전
Piriformis 이상근	엉덩이에서 신전된 넓적다리 외회전
Pronator quadratus 방형회내근	전완 회내
Pronator teres 원회내근	전완 회내, 팔꿈치 굴곡
Quadriceps femoris 대퇴사두근	무릎에서 다리 신전
Rectus abdominus 복직근	몸통 굴곡

Rectus femoris 대퇴직근	무릎에서 다리 신전, 엉덩이에서 넓적다리 굴곡
Rhomboids 능형근	견갑골 후인
Sartorius 봉공근	엉덩이에서 넓적다리 굴곡, 외전과 외회전; 무릎 굴곡
Semimembranosus 반막양근	엉덩이 내회전
Semitendinosus 반건양근	엉덩이 내회전
Serratus anterior 전거근	늑골 상승/하강, 견갑골 상방회전, 견갑골 전인
Soleus 가자미근	발목 족저굴곡
Sternocleidomastoid 흉쇄유돌근	머리 회전
Supinator 회외근	전완 회외
Tensor fascia latae 대퇴근막장근	엉덩이에서 넓적다리 외전, 내회전과 굴곡
Teres major 대원근	팔 신전과 어깨 내회전
Teres minor 소원근	팔 외회전
Tibialis anterior 전경골근	발목 족배굴곡
Tibialis posterior 후경골근	발목 족저굴곡
Trapezius 승모근	견갑골 상승, 후인, 상방회전과 하강
Triceps brachii 상완삼두근	팔꿈치에서 전완 신전
Vastus intermedius 중간광근	무릎에서 다리 신전
Vastus lateralis 외측광근	무릎에서 다리 신전
Vastus medialis 내측광근	무릎에서 다리 신전

부록 3: 관절별 근육의 작용

관절	작용	근육				

엉덩이

작용	근육				
굴곡	장요근	대퇴직근	봉공근	치골근	대퇴근막장근
신전	햄스트링(슬괵근)	대둔근			
외전	중둔근	소둔근	봉공근	대퇴근막장근	
내전	내전근(단/장/대내전근)	박근	치골근		
내회전	중둔근	소둔근	장내전근	대퇴근막장근	반막양근 반건양근
외회전	외/내폐쇄근	이상근	대둔근	봉공근	

무릎

작용	근육		
굴곡	햄스트링(슬괵근)	박근	봉공근	비복근
신전	대퇴사두근(대퇴직근, 중간광근, 외측광근, 내측광근)		
내회전	반건양근	반막양근	박근

발목

작용	근육				
족저굴곡	비복근	가자미근	후경골근	장지굴근	장무지굴근
족배굴곡	전경골근	장지신근	장무지신근		

어깨

작용	근육			
굴곡	대흉근	전삼각근		
신전	광배근	후삼각근	대원근	
외전	중삼각근			
내전	대흉근	광배근	오훼완근	
내회전	대원근	대흉근	광배근	전삼각근
외회전	소원근	후삼각근		
상방회전	승모근	전거근		
상승	승모근	견갑거근		
하강	승모근			
후인	승모근	능형근		
전인	전거근			

* 후인 : 뒤로 오무리기
  전인 : 앞으로 오무리기

관절	작용	근육		

팔꿈치

	굴곡	상완근	상완이두근 상완요골근	원회내근
	신전	상완삼두근	주근	

손목

	회내	원회내근	방형회내근	
	회외	회외근	상완이두근	
	굴곡	요측수근굴근	척측수근굴근	
	신전	요측수근신근	척측수근신근	지신근
	외전	요측수근굴근	요측수근신근	
	내전	척측수근굴근	척측수근신근	

몸통

	굴곡	복직근	복사근
	회전	복사근	

용어 설명

견갑골: 크고 납작하며 삼각형 모양인 어깨뼈로, 쇄골을 상완에 효과적으로 연결한다. 그리스어 '땅을 파다'에서 유래하였듯이 이 뼈는 삽처럼 생겼다.

골반: 척추를 다리에 연결하는 뼈 구조물이다. '그릇'을 의미하는 라틴어에서 유래하였으며, 큰 대야처럼 생겼다.

과신전: 과신전(hyperextension)은 관절을 정상적인 운동범위 이상으로 신전시키는 것이다. 이러한 동작은 흔히 손상을 초래한다.

관절염: 관절의 염증. 반복해서 일으키면 관절의 퇴행이나 영구적인 손상을 초래할 수 있다.

광배근: 등에 있는 강한 근육이다.

그래플링: 그래플링(grappling)은 가까이서 맞잡아 쓰러뜨리고 조르고 꺾는 동작을 말한다. 레슬링.

기: 복잡한 개념으로 간혹 가다 대략 '에너지의 흐름'으로 옮겨지나, 그 무엇보다도 활력, 기력 등 기타 많은 측면이 있다.

내측: 척추나 중심축을 향하는 자세나 움직임을 말한다. 외측의 반대말.

뇌진탕: 뇌진탕(brain concussion)은 정신 상태에 변화를 초래하는 뇌손상이다. 이는 의식상실을 유발하거나 유발하지 않을 수도 있다.

대퇴사두근: 넓적다리의 앞쪽에 있는 네 근육(대퇴직근, 외측광근, 내측광근, 중간광근)을 말한다. 네 근육은 모두 무릎을 신전시키나, 대퇴직근은 엉덩이를 굴곡시키기도 한다.

동적: 움직임의 특성으로, 대개 힘 및/혹은 파워가 있는 경우를 말한다.

배측: 배측(dorsal)은 신체의 후방으로 향하는 자세나 움직임을 말한다. 복측의 반대말.

복근: 복부 근육으로 복직근, 복횡근, 내복사근, 외복사근 등이 있다.

복사근: 내복사근과 외복사근을 말하며, 몸통의 굴곡과 회전을 일으키는 복근이다.

복측: 복측(ventral)은 신체의 전방으로 향하는 자세나 움직임을 말한다. 배측의 반대말.

부유 늑골: 부유 늑골(floating ribs)은 신체 각 측의 12개 늑골 가운데 하위 2개를 말한다. 모든 늑골이 척추에 부착되어 있지만, 상위 10개만이 흉골이나 그 연골에 부착되어 있다. 이에 따라 부유 늑골은 손상에 보다 취약하다.

삼각근: 팔을 움직이는 어깨 근육이다.

새우 동작: 새우 동작(shrimping)은 누워 거는 기술에서 하는 움직임으로, 탈출하거나 상대에 대해 자세를 바꾸기 위해 좌우로 강하게 비트는 동작이다.

쇄골: 흉골을 견갑골에 연결하는 길고 가는 뼈이다. 라틴어로 '작은 열쇠'를 의미하는 쇄골은 어깨가 회전할 때 장축으로 열쇠처럼 회전한다. 빗장뼈라고도 한다.

외측: 척추나 중심축에서 멀어지는 자세나 움직임을 말한다. 내측의 반대말.

운동 사슬: 운동 사슬(kinetic chain)은 서로 연결된 근

육과 뼈들이 협력해 흔히 복잡한 연속작용을 통해 강하고 효과적인 동작을 일으키는 것을 이르는 개념이다.

운동 에너지: 운동 에너지(kinetic energy)는 움직이는 물체가 보유한 에너지로, 물체의 질량에 물체의 속도의 제곱을 곱하고 이를 2로 나눈 것과 같다고 정의된다.

전방: 앞쪽으로. 후방의 반대말.

정적: 뭔가 움직이지 않는 것. 이는 자세가 약하다는 의미가 아니라는 점에 주목한다. 사실 주춤서기와 같이 많은 정적 자세는 아주 강하다.

종아리 근육: 하퇴부의 뒤쪽에 있는 두 근육, 즉 비복근과 가자미근을 말한다. 두 근육은 발목을 굴곡시키며, 비복근은 무릎을 굴곡시키기도 한다.

죽도: 검도와 같은 무술에서 무장한 상대를 타격하기 위해 사용하는 대나무 칼.

햄스트링(슬곡근): 흔히 넓적다리의 뒤쪽에 있는 세 근육(반건양근, 반막양근, 대퇴이두근)의 하나를 말하며, 고관절을 신전시키고 슬관절을 굴곡시킨다.

회내: 손바닥을 아래로 돌리는 동작이다. 이렇게 하면 전완의 두 뼈(척골과 요골)가 비틀려 전완이 효과적으로 더 경직되고 파워의 전달에도 보다 효율적이다.

회외: 손바닥을 위로 돌리는 동작이다. 이렇게 하면 전완의 두 뼈(척골과 요골)가 비틀려 전완이 효과적으로 더 경직되고 파워의 전달에도 보다 효율적이다. 일반적으로 이와 관련해서는 회내가 회외보다 더 효과적이다.

후방: 뒤쪽으로. 전방의 반대말.

흉골: 쇄골을 상위 7개 늑골에 연결하는 길고 납작한 뼈이다. 복장뼈라고도 한다.

근육 이름

- 주요 근육 이름을 영어, 한자어, 한글명으로 정리하였습니다.

A.

Adductor longus	장내전근	긴모음근
Adductor magnus	대내전근	큰모음근
Anterior deltoid	전삼각근	앞어깨세모근

B.

Biceps brachii	상완이두근	위팔두갈래근
Biceps femoris	대퇴이두근	넙다리두갈래근
Brachialis	상완근	위팔근
Brachioradialis	상완요골근	위팔노근

D.

Deltoid	삼각근	어깨세모근

E.

Extensor carpi digiti minimi	소지수근신근	새끼손목폄근
Extensor carpi radialis brevis	단요측수근신근	짧은노쪽손목폄근
Extensor carpi radialis longus	장요측수근신근	긴노쪽손목폄근
Extensor carpi radialis	요측수근신근	노쪽손목폄근
Extensor carpi ulnaris	척측수근신근	자쪽손목폄근
Extensor digiti minimi	소지신근	새끼폄근
Extensor digitorum	지신근	손가락폄근
Extensor hallucis longus	장무지신근	긴엄지폄근
External oblique	외복사근	배바깥빗근

F.

Flexor carpi ulnaris	척측수근굴근	자쪽손목굽힘근

G.

Gastrocnemius	비복근	장딴지근
Gluteus maximus	대둔근	큰볼기근
Gluteus medius	중둔근	중간볼기근
Gracilis	박근	두덩정강근

I.

Iliopsoas	장요근	엉덩허리근
Internal oblique	내복사근	배속빗근

L.

| Latissimus dorsi | 광배근 | 넓은등근 |

M.

| Middle deltoid | 중삼각근 | 중간어깨세모근 |

P.

Pectineus	치골근	두덩근
Pectoralis major	대흉근	큰가슴근
Platysma	광경근	넓은목근
Posterior deltoid	후삼각근	뒤어깨세모근
Pronator teres	원회내근(사각회내근)	원엎침근

R.

Rectus abdominis	복직근	배곧은근
Rectus femoris	대퇴직근	넙다리곧은근
Rhomboid	능형근	마름모근

S.

Sartorius	봉공근	넙다리빗근
Semimembranosus	반막양근(반막상근)	반막모양근
Semitendinosus	반건양근(반건상근)	반힘줄모양근
Serratus anterior	전거근	앞톱니근
Soleus		가자미근(넙치근)
Sternocleidomastoid	흉쇄유돌근	목빗근
Supinator	회외근	손뒤침근

T.

Tensor fascia latae	대퇴근막장근	넙다리근막긴장근
Teres major	대원근	큰원근
Tibialis anterior	전경골근	앞정강근
Transversus abdominis	복횡근	배가로근
Trapezius	승모근	등세모근
Triceps brachii	상완삼두근	위팔세갈래근

V.

| Vastus lateralis | 외측광근 | 가쪽넓은근 |
| Vastus medialis | 내측광근 | 안쪽넓은근 |

색인

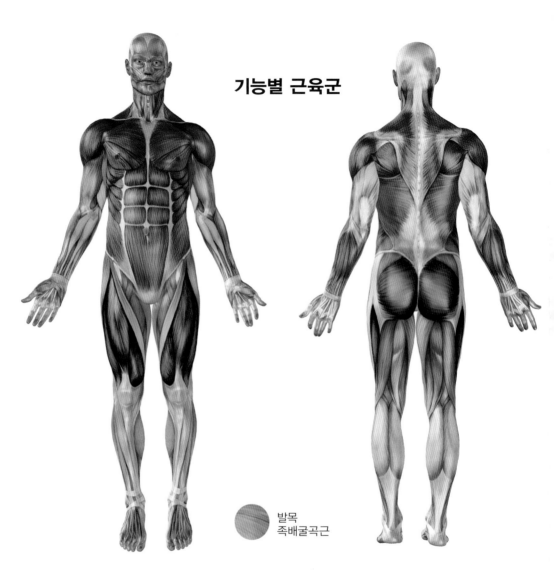

기능별 근육군

 발목
족배굴곡근

 발목
족저굴곡근

 팔꿈치
신근

 팔꿈치
굴근

 엉덩이
외전근

 엉덩이
내전근

 엉덩이
신근

 엉덩이
굴근

 엉덩이
회전근

 무릎
신근

 무릎
굴근

 목
작용근

 어깨
작용근

 몸통
굴근

 손목
신근

 손목
굴근

손목
회내근

모든 운동은 인체를 아는 것으로부터!!

내 손안 최고의 운동 코치 - 해부학적으로 쉽게 배우는 운동 시리즈

요가 스트레칭 필라테스 골프 보디빌딩 댄스 수영 사이클링 러닝 아나토미

요가 아나토미
해부학적으로 쉽게 배우는 요가

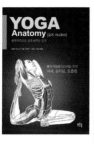

쾌하고 전문적인 설명과 상세한 컬러 해부 그림을 통해 아사나에서 작용하는 근육과 관절의 해부구조를 신체 내부를 들여다보듯이 설명함으로써 각각의 자세와 요가 자체의 구조 및 원리에 대해 깊이 있게 알려준다.

저자: 레슬리 카미노프 / 공동연구자: 에이미 매튜스
역자: 한규조 이종하 오재근
가격: 21,000원
▶ 원정혜 박사 추천도서

골프 아나토미
신체 해부학적으로 배우는 골프

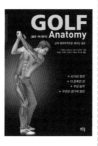

비거리 향상과 정확한 샷 게임 능력 향상, 그리고 부상 없이 골프를 즐기는 것, 이는 모든 골퍼들의 바람일 것이다. 『골프 아나토미』는 이러한 골퍼들의 바람을 충족시켜 줄 수 있는 몸을 만드는 데 큰 도움이 되는 책이다.

저자: 크레이그 데이비스 · 빈스 디사이아
역자: 박영민 오재근 한규조 이종하 성기홍
가격: 19,000원
▶ 골프 국가대표 감독 한연희 추천도서

수영 아나토미
신체 기능학적으로 쉽게 배우는 수영

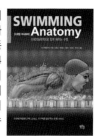

수영에 적합한 근력, 스피드, 지구력을 길러주는 다양한 웨이트트레이닝 운동과 부상을 방지하는 방법, 4가지 영법에서의 근골격계 역할을 컬러 그림으로 상세히 보여주고 설명함으로써 체계적이고 과학적으로 수영을 배울 수 있게 해준다.

저자: 이안 맥클라우드
역자: 오재근 육현철 이종하 최세환 한규조
가격: 19,000원
▶ 최일욱, 지상준, 김진숙 감독 추천도서

스트레칭 아나토미
해부학적으로 쉽게 배우는 스트레칭

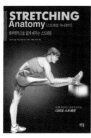

『스트레칭 아나토미』는 여러 분야의 전공에 도움이 되는 책이다. 의학, 간호학, 체육, 물리치료, 스포츠마사지, 에어로빅, 무용, 육상, 구기운동, 보디빌딩 등 자신의 전공에 맞게 이 책을 응용할 수 있다.

저자: 아놀드 G. 넬슨 · 주코 코코넨
역자: 오재근 이종하 한규조
가격: 18,000원
▶ 〈Shape〉지 부편집장 자넷 리 추천도서

보디빌딩 아나토미
신체 기능학적으로 배우는 웨이트트레이닝

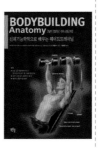

『보디빌딩 아나토미』는 스포츠지도자는 물론, 사회체육을 전공하는 대학생, 보디빌더, 각 종목 트레이너들이 선택해야 할 필독서이다. 특히 경기지도자, 생활체육지도자 자격취득 준비생들에게 이 책을 추천한다.

저자: 닉 에반스 역자: 창용찬 가격: 19,000원
▶ 대한보디빌딩협회 수석부회장 홍영표, 서울대 전태원 교수, 김준성 지도위원 추천도서

사이클링 아나토미
신체 기능학적으로 배우는 자전거 라이딩

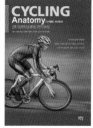

사이클링에 적합한 파워, 스피드와 지구력을 길러주는 방법을 컬러 그림을 통해 이해하기 쉽게 단계적으로 설명한다.

저자: 섀넌 소벤덜
역자: 이종하 원장원 이규훈 고도일 박시복
가격: 19,000원
▶ 올림픽 로드레이싱 금메달리스트 코니 카펜터-피니 추천도서

필라테스 아나토미
해부학적으로 쉽게 배우는 필라테스

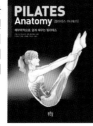

『필라테스 아나토미』는 상세한 설명과 단계적인 지침, 그리고 명쾌한 컬러 해부 그림을 통해 필라테스 운동과 프로그램의 내면를 들여다보게 한다.

저자 : 라엘 아이자코비츠 캐런 클리피어
역자 : 이지혜 오재근 최세환 한규조
가격: 22,000원
▶ IDEA헬스 앤 피트니스 협회 회장 피터 데이비스 추천도서

댄스 아나토미
해부학적으로 쉽게 배우는 댄스

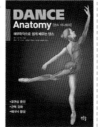

『댄스 아나토미』는 무용을 배우는 학생뿐만 아니라 무용교사, 안무가, 댄서를 치료하는 의료인에게 매우 유용한 책이다.

저자 : 재키 그린 하스
역자 : 제인스 전 오재근 김현남 이종하 장지훈 황향희
가격: 21,000원
▶ (사)서울발레시어터 단장 김인희 추천도서

러닝 아나토미
신체 해부학적으로 쉽게 배우는 러닝

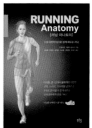

마라톤, 중 · 단거리 달리기에 적합한 근력, 스피드, 지구력을 길러주고 부상도 방지할 수 있게 해주는 신체 해부학적 운동 가이드이다.

저자 : 조 풀리오 패트릭 밀로이
역자 : 최세환 원장원 장지훈 이규훈 장경태 오재근
가격: 21,000원
▶ 마라토너 이봉주 추천도서

|역 자|

오재근

한국체육대학교 운동건강관리학과 교수이며, 대한스포츠한의학회 명예회장, 아시아배구연맹 의무위원, 대한배구협회 의무위원이다. 경희대학교 한의과대학 및 동대학원을 졸업하고(한의학박사), 고려대학교 체육대학원을 졸업하였다(이학박사). 저서로는『운동 동의보감』『스포츠의학』(공저)『스포츠한의학개론』(공저)『체육인체해부학』(공저)『운동생화학』(공저) 등이 있으며, 역서(공역)로는『러닝 아나토미』『스트레칭 아나토미』『골프 아나토미』『수영 아나토미』『요가 아나토미』『댄스 아나토미』『필라테스 아나토미』 등이 있다.

조현철

용인대학교 체육학과 교수이며, 한국운동생리학회 상임이사이다. 성균관대학교 체육교육과를 졸업하고 동대학원 석사졸업 후 중경대학에서 수학을 하였으며, 성균관대학교 대학원 체육학과에서 박사학위를 취득하였다(이학박사). 저서로는『운동생리학-주제별 정의 및 해설』(공저)『스포츠 활동을 위한 영양학』(공저)『운동생리학』(공역)『운동생리학 실험법』 등 12편이 있다. 역서(공역)로는『운동과 스포츠 생리학』『달리기의 제왕』『근력과 운동수행능력 향상을 위한 체력관리』 등이 있다. 또한 지난 20여 년간 국내외 우수학술지에 태권도, 유도, 검도 등과 같은 무도종목 우수선수들의 체력 기준 및 경기력 향상을 위한 신체훈련방법과 관련된 40여 편의 연구논문을 게재하였다.

김형돈

경희대학교 체육대학 체육학과 교수이며, 한국측정평가학회 부회장, 운동생리학회 이사, 경희대학교 체육부장, 대한대학스포츠위원회 상임위원으로 활동하고 있다. 경희대학교 체육학과와 미국 오레곤 주립대학 대학원을 졸업하였다(체육학석사, 박사). 저서로는『운동 생리학』(공저)이 있으며, 역서(공역)로는『Fox의 운동 생리학』『근력트레이닝과 컨디셔닝』『퍼스널트레이닝의 정수』『운동기능 해부학』『체육측정평가』 등이 있다.

이재봉

한국체육대학교 태권도학과 교수이며, 한국체육철학회 부회장, 한국스포츠학회 상임이사, 아시아태권도연맹 심판위원장, 세계경찰무도연맹 사무차장, 국민생활체육회 국제분과 위원, 대한장애인올림픽위원회 스포츠과학위원회 위원, 대한장애인태권도협회 기술전문위원회 부의장, 대한농아인태권도협회 자문위원, 한국실업태권도연맹 부의장, 국기원 승단심사 논술평가 위원으로 활동하고 있다. 한국체육대학교 체육학과와 동국대학교 교육대학원을 졸업하였고, 한국체육대학교 대학원을 졸업하였다(이학박사). 저서로는『투기지도론』『스포츠 건강·영양학』『체육·스포츠 인물사』(공저)『최신 운동과 건강』(공저) 등이 있다.

최세환

신경외과 전문의로 서울성모신경외과 원장이다. 가톨릭의과대학을 졸업하고 동부속병원에서 신경외과전문의 과정을 수련하였다. 대한신경외과개원의협의회 재무이사, 대한개원의협의회 정보통신이사, 대한신경통증학회 상임이사, 대한스포츠의학회 정회원이며 대한외상학회 인정의이다. 역서(공역)로는『척추 통증의 진단과 치료적 주사법』『쉽게 배우는 척추 주사요법』『수영 아나토미』『러닝 아나토미』『필라테스 아나토미』 등이 있다.